AF586152

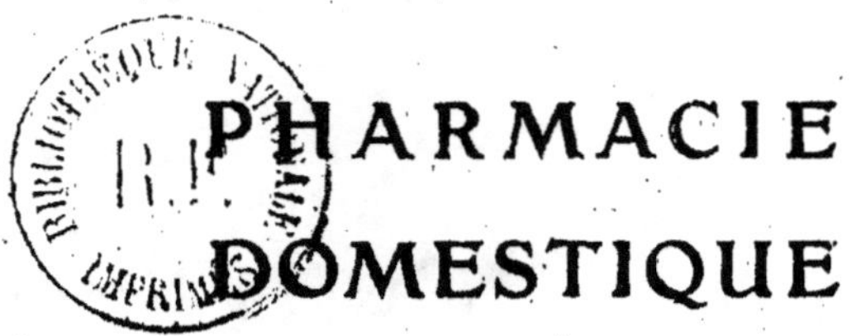

PHARMACIE DOMESTIQUE

PHARMACIE DOMESTIQUE

Préparation et emploi des médicaments

Par Paul HUBAULT

Ancien interne des hôpitaux, pharmacien diplômé de l'École supérieure de Pharmacie de Paris.

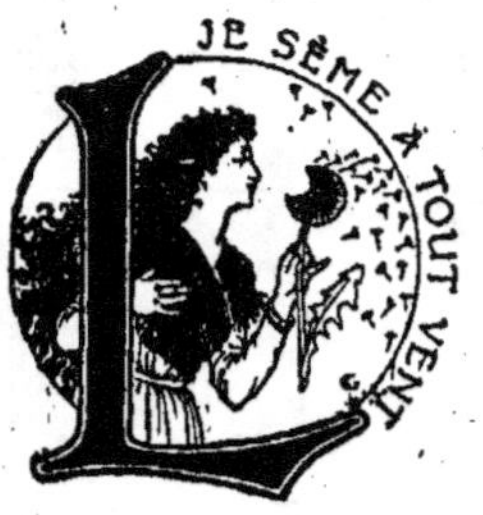

80 GRAVURES

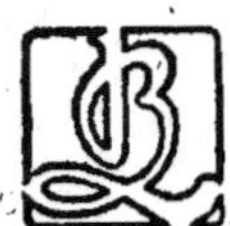

Bibliothèque Larousse
Paris. — 13-17, rue Montparnasse

PRÉFACE

Nous avons écrit cet opuscule de *Pharmacie domestique* dans le but unique d'être utile au public qui peine et qui souffre, et nous avons eu l'ambition de l'initier aux éléments de matières qui lui échappent le plus souvent, ou à propos desquelles lui sont inculquées, comme à plaisir, les notions les plus antiscientifiques, ou seulement contraires au simple bon sens. Surtout, nous nous sommes efforcé de présenter au lecteur, sans artifice oratoire et sous la forme la plus concise imaginable, tous les renseignements techniques indispensables touchant la préparation, l'emploi, la conservation et le mode d'action des principaux médicaments simples et composés ayant fait leurs preuves et qu'un traditionalisme de bon aloi a maintenus dans les nomenclatures officielles.

D'ailleurs déjà se manifeste partout une louable réaction contre l'invasion de la matière médicale par les produits chimiques à composition complexe, jetés sur le marché de la droguerie par les usines allemandes. Chez nous, sur ce terrain comme sur tant d'autres, les industriels germaniques avaient réussi à se créer une situation prépondérante après avoir, par une publicité savante — grâce aussi à certaines complicités — décrié les produits du travail national ou médit de quelques vieux procédés de guérison populaires et classiques.

Pendant un long temps, le liniment calcaire, où figure l'huile d'olive de notre Midi, avait suffi à la résolution des brûlures, dans tous les cas. Cela ne pouvait pas durer. Les Allemands ont imaginé d'écouler en France, pour cet objet, l'excédent de la production d'acide picrique de leurs fabriques d'explosifs. L'industrie française de la quinine a été copieusement mise à mal par un flot de produits de synthèse échappés des firmes d'outre-Rhin. Partout la chimie, la chimie allemande s'est efforcée de supplanter les « simples* », tenus dans la meilleure estime par nos grands-parents. Fort heureusement, des travaux récents ont montré que, si l'usage des plantes manque souvent de constance et de régularité dans les effets, cela tient à ce que, au cours de leur dessiccation, sous l'influence de ferments mal déterminés, leurs principes immédiats se trouvent décomposés ou dissociés.

Comment expliquer, en effet, qu'une petite herbe, l'aspérule, parfaitement inodore à l'état frais, dégage, une fois séchée, une forte odeur de vanille? De même, la racine de valériane sèche, dont tout le monde sait l'odeur répugnante, ne sent rien à l'état frais. On a été dès lors conduit, pour conserver aux végétaux leurs propriétés caractéristiques, à dessécher rapidement ceux-ci dans un courant de vapeurs d'alcool ayant pour effet certain d'annihiler l'action décomposante des ferments. Et ainsi, notre vieux sol gaulois, en recommençant, dans une poussée de renouveau, à héberger des cultures de plantes médicinales, va mettre à notre portée le remède à côté du mal.

Nous croyons que le lecteur nous saura gré de n'avoir accordé, dans cet ouvrage, aux inventions des Allemands, qu'une place des plus restreintes et une estime des plus médiocres.

Paul HUBAULT.

* Les mots marqués d'un astérisque sont expliqués dans l'index-lexique, à la fin du volume.

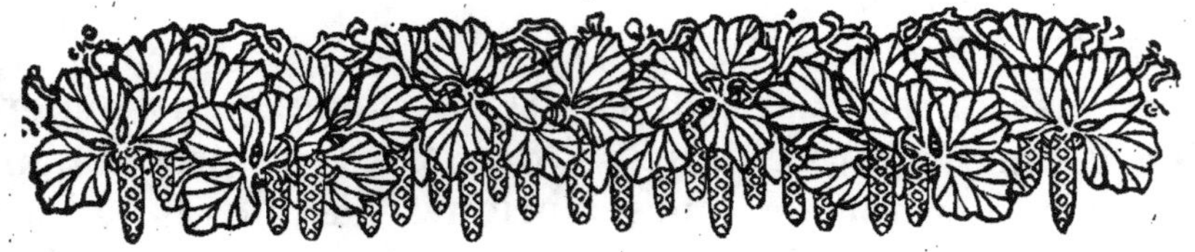

PHARMACIE DOMESTIQUE

PREMIÈRE PARTIE

PRÉLIMINAIRES ESSENTIELS

I. — Ce qu'il faut savoir et posséder.

« Gouverner, c'est prévoir », a dit un diplomate célèbre. Un chef de famille qui sait gouverner son intérieur doit s'efforcer de prévoir tous les accidents et incidents possibles ou probables, et s'être placé dans les circonstances voulues pour y parer avec le moins de désavantage qu'il se pourra.

Au premier rang des épreuves de la vie se placent les maladies et les altérations de la santé, manifestées sous les formes les plus diverses et les moins attendues. Les anciens étaient à ce point préoccupés de tout ce qui intéressait leur état physique, qu'ils offraient des sacrifices à la déesse Hygie, divinité qui, dans la mythologie grecque, personnifiait l'équilibre parfait des fonctions de l'organisme humain. Nul n'ignore, au surplus, en quelle vénération, chez les peuples primitifs, sont tenus les sorciers qui se prétendent investis du pouvoir de rendre les malades à la santé — ils sont *tabous!* Chez nous, le médecin est tenu en considérable estime : nous nous inclinons devant son savoir et son expérience, dont nous attendons les plus signalés services. Mais le médecin, à notre époque affairée et trépidante, est trop occupé pour pouvoir soigner en personne ses malades; son intervention est donc nécessairement limitée à la direction du traitement et à la prescription des médicaments qui répondent le mieux aux cas soumis à sa compétence. Par exemple, sauf dans certaines circonstances spéciales et bien déterminées, il ne participera en rien à la préparation des remèdes; il n'exécutera rien, par lui-même, des recommandations qu'il aura consignées sur ses ordonnances. Et puis, dans la majorité des cas, on n'aura pas, tout de suite, un médecin sous la main.

Or il faut bien le dire, — parce que c'est la vérité — le nombre des personnes qui possèdent des notions suffisantes pour porter avec intelligence les premiers secours d'urgence à un malade ou à la victime d'un accident est des plus restreints. De même, combien peuvent se flatter, lorsque le médecin a formulé ses prescriptions, de les avoir toujours exécutées correctement? Presque toujours, comme adjuvant* au traitement pharmaceutique, le praticien a recommandé un *régime**, dont les variantes peuvent se multiplier à l'infini, et comporter certaines manipulations qui, pour être peu compliquées, n'en exigent pas moins d'être sues à fond.

D'autre part, il existe une foule de compositions mixtes fort utiles, et dont le caractère médicamenteux est assez peu tranché pour pouvoir se rattacher, par certains côtés, à l'économie domestique. C'est toute une mine de connaissances pratiques appliquées à l'hygiène générale et au côté terre-à-terre de la pharmacie que nous nous proposons d'explorer avec nos lecteurs.

Et puis, il y a tout un bagage scientifique élémentaire qu'il est bon que le public possède, afin de pouvoir se rendre compte du pourquoi de toutes choses. Nous aurons donc le souci d'expliquer, au long de cet ouvrage, les raisons pour lesquelles on doit opérer de telle ou telle manière, comme aussi d'initier le lecteur aux secrets de la « cuisine » pharmaceutique.

Qu'on n'aille pas s'imaginer qu'il soit nécessaire, pour exécuter les opérations usuelles de la pharmacie, d'être en

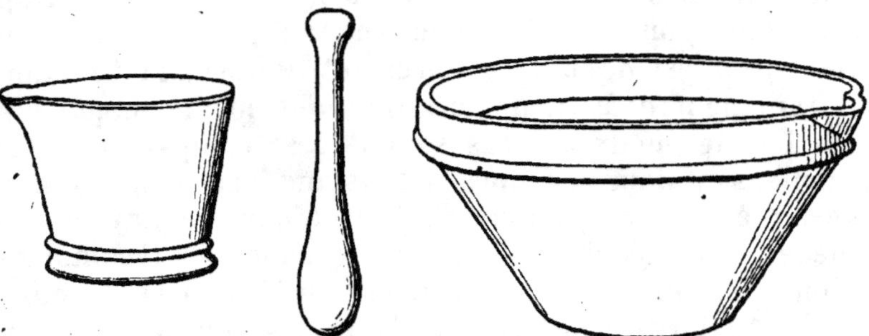

Fig. 1, 2. — Mortier et son pilon. Fig. 3. — Terrine.

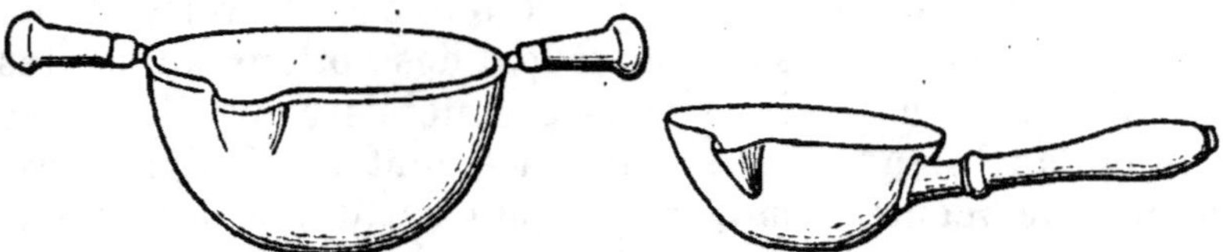

Fig. 4, 5. — Capsules en fer controxydé à un et à deux manches.

possession d'un matériel compliqué et coûteux. On devra toujours avoir à la maison, conservés dans une armoire spéciale, à côté de la « pharmacie portative ou de campagne », dont ultérieurement nous dirons la composition utile, quelques ustensiles indispensables, à savoir :

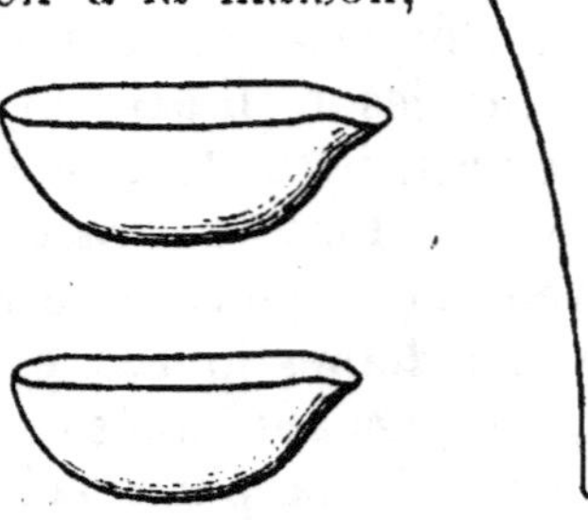

Fig. 6, 7. — Capsules en porcelaine.

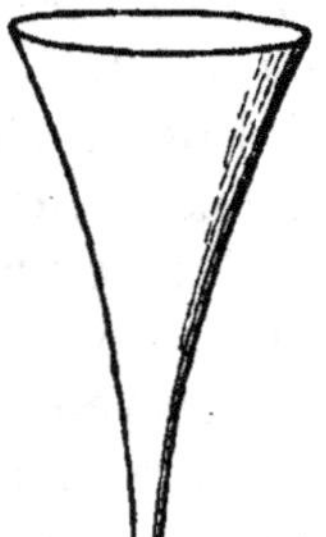

Fig. 8. Entonnoir en verre.

Un mortier en porcelaine à forme haute, avec son pilon (*fig.* 1, 2); une terrine ou deux, de grandeurs différentes en grès fin émaillé gris (*fig.* 3); deux capsules en fer controxydé avec manches (*fig.* 4, 5); un jeu de capsules en porcelaine à fond plat, dont une avec couvercle (*fig.* 6, 7) et un entonnoir en verre (*fig.* 8). Plus, naturellement, du papier à filtre Prat-Dumas gris ou blanc, et quelques spatules* en bois de tailles variées.

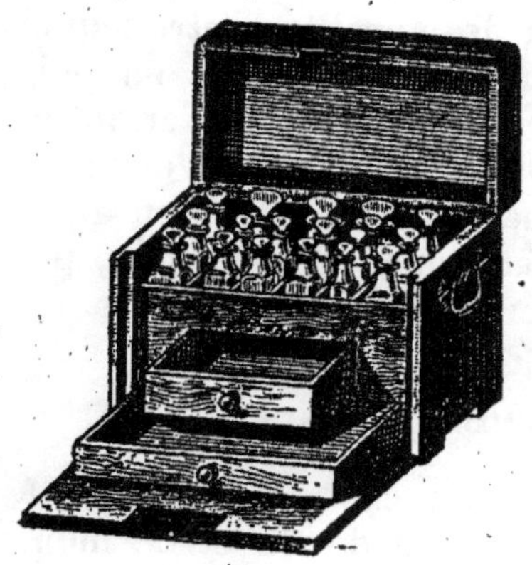

Fig. 9. — Modèle de pharmacie portative.

Avec ce matériel en somme restreint, augmenté de celui qui se trouve dans toutes les cuisines bien tenues, il sera possible de faire face à toutes les exigences.

Quels médicaments doit-on conserver chez soi, pour parer à tous les cas de première nécessité? On trouve, dans le commerce, des boîtes tout agencées dites « pharmacies portatives » dont ci-contre un modèle (*fig.* 9), avec les dispositifs de son approvisionnement :

COMPOSITION DE LA PHARMACIE PORTATIVE :

18 flacons de 60 grammes.

4 flacons de 30 grammes.

Dans le coffret, 10 boîtes.

Dans le tiroir.

Acide borique.
Bande de gaze.
Biscuits vermifuges.
Cachets d'antipyrine, etc.

Sur le coffret.

Aiguilles.
Baudruche gommée.
Bistouri, etc.
Thermomètre à maxima.

Sous le coffret.

Amadou.
Bandes de toile.
Coton hydrophile*.
Compte-gouttes, etc.

1 pochette papier Van Swieten.

Sans doute peut-on utiliser ces boîtes avec avantage, parce qu'elles sont commodes et renferment, sous un petit volume, une quantité très suffisante de substances. De plus, elles sont portatives, ce qui est à considérer pour les voyages. Mais elles sont toujours assez coûteuses et, de plus, l'uniformité de contenance des flacons est irrationnelle. Ces flacons sont tous bouchés à l'émeri, et ceci est encore un inconvénient.

Il est donc bien préférable de choisir, dans une pièce un peu isolée de la maison, un pan de muraille contre lequel on fera installer, par un menuisier, une armoire en bois blanc fermant à clef (*fig.* 10). Dans l'intérieur de l'armoire, à la partie supérieure, des rayons en bois seront disposés pour recevoir les flacons et bocaux; dans le bas on aménagera des tiroirs destinés à renfermer les rouleaux, paquets, boîtes de dimensions diverses et les instruments.

COMPOSITION DE LA PHARMACIE DOMESTIQUE

Dans les tiroirs, nous aurons, par exemple, un tiroir à coton hydrophile, un pour les farines de lin et de moutarde, le troisième servant à abriter le matériel nécessaire à la fabrication des cachets, plus les pilules toutes faites dont il pourra arriver qu'on ait communément besoin. Le second rang de tiroirs comporte une resserre pour le linge à pansements et, à côté, un tiroir spécialement réservé aux ordonnances exécutées par le pharmacien. Enfin, on réunira dans le dernier tiroir tous les instruments utiles à la pharmacie domestique, entretenus dans un état parfait de propreté.

Sur les rayons, nous disposerons d'abord les médicaments d'origine végétale, les simples (n^{os} de 3 à 8), conservés dans des bocaux à large goulot et à fermeture hermétique (bouchon métallique vissé).

On pourra sur l'armoire même, dans des sacs de petite taille rangés derrière le fronton, avoir une réserve de plantes médicinales que l'on a récoltées et séchées soi-même : feuilles de séné, lierre terrestre, menthe, saponaire, pensée sauvage, etc.

Au dessous (n^{os} de 9 à 22) nous rangerons les flacons renfermant les médicaments solides; puis les flacons renfermant les médicaments liquides (n^{os} de 23 à 28). Autant que possible les flacons de 60 centimètres cubes, sauf exceptions indiquées figures 26 et 27, seront choisis de forme ronde, avec goulot à bague bien régulière. Le bou-

PHARMACIE DOMESTIQUE
1
2
3
4
5
6
7
8
9
10
11
12
13
14
15
16
17
18
19
20
21
22
23
24
25
26
27
28
29
30
31
32
33
34
35
36
37
38
COTON HYDROPHILE
FARINE DE LIN
FARINE DE MOUTARDE
CACHETS & PILULES
LINGE À PANSEMENTS
ORDONNANCES
INSTRUMENTS

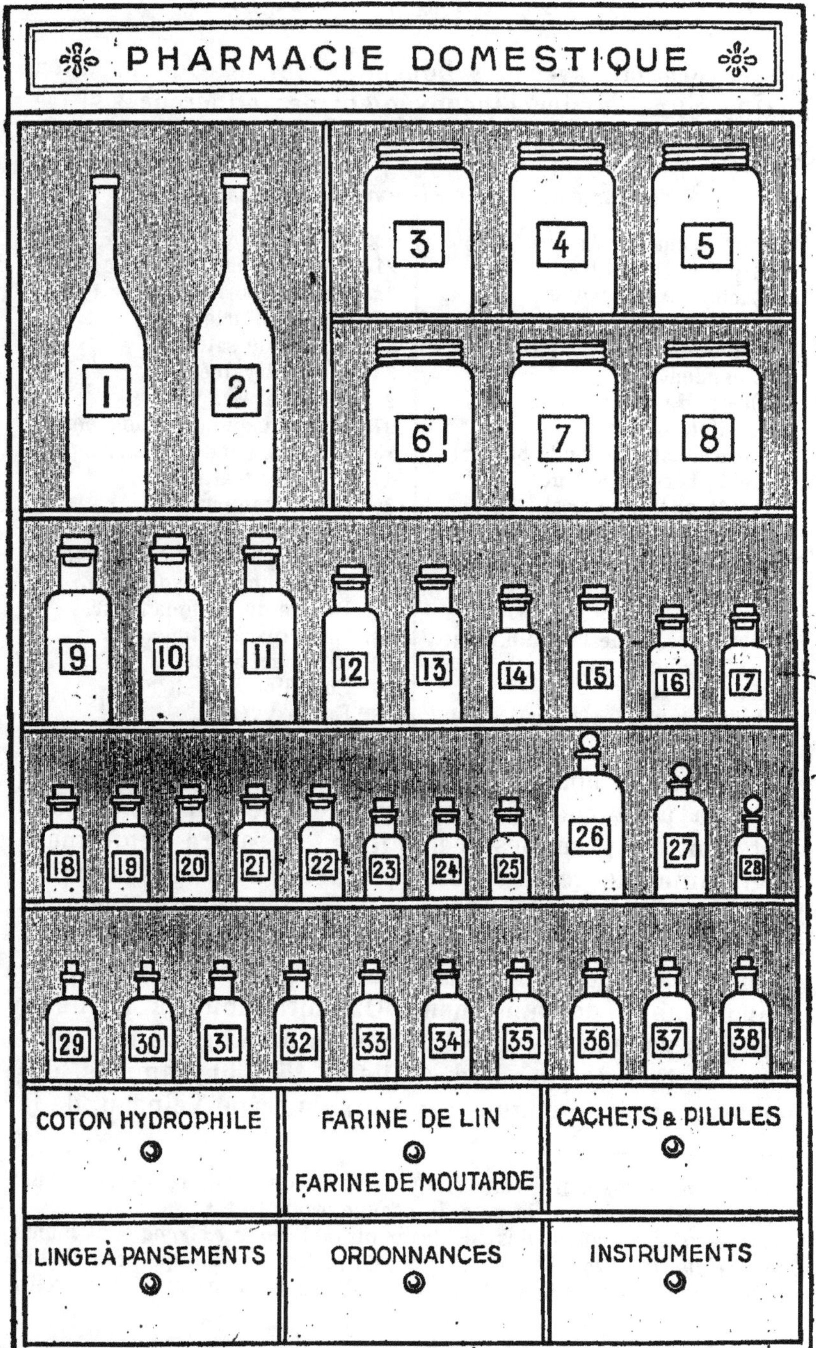

Fig. 10.

chage sera fait avec des bouchons de liège de première qualité, afin d'éviter l'inconvénient des adhérences si fréquentes dans le bouchage à l'émeri.

Nomenclature des médicaments essentiels (1) :

1. Eau de chaux 1/2 litre.
2. Glycérine 1/2 litre.
3. Racine de guimauve.
4. Tilleul.
5. Camomille.
6. Chiendent.
7. Fleurs de mauve.
8. Mélilot.
9. Bicarbonate de soude 500 gr.
10. Acide borique 500 gr.
11. Acide phénique crist. 500 gr.
12. Acide citrique 250 gr.
13. Camphre en morceaux 250 gr.
14. Magnésie calcinée 125 gr.
15. Aspirine 60 gr.
16. Sous-nitrate de bismuth 60 gr.
17. Antipyrine 30 gr.
18. Salol 30 gr.
19. Ipéca en poudre 30 gr.
20. Sulfate de quinine 30 gr.
21. Rhubarbe en poudre 30 gr.
22. Sublimé corrosif 60 gr.
23. Éther sulfurique.
24. Extrait de saturne.
25. Alcoolat vulnéraire.
26. Alcool à 90°.
27. Ammoniaque (bouchon émeri).
28. Teinture d'iode (bouch. émeri).
29. Teinture d'arnica.
30. Alcool camphré.
31. Alcoolat de mélisse.
32. Alcool phéniqué à 50 p. 100.
33. Laudanum de Sydenham.
34. Baume du Commandeur.
35. Élixir parégorique.
36. Éther acétique.
37. Collodion.
38. Eau oxygénée.

Derrière ces bocaux et flacons, on pourra ranger tout ce qui sera à sa convenance, par exemple, un petit flacon contenant 15 grammes d'émétique, un autre renfermant 30 grammes de gomme adragante, etc. D'ailleurs, c'est au fur et à mesure des besoins que les médicaments reconnus utiles viendront s'ajouter à la collection.

On devra apporter la plus grande attention à ne manquer d'aucun objet de pansement. On aura donc, à l'avance, plusieurs paquets d'ouate hydrophile de 60 grammes, plusieurs sachets de gaze hydrophile de 15 à 30 grammes, des bandes de toile, quelques rouleaux de crêpe Velpeau, de la

(1) Les numéros d'ordre inscrits sur les flacons sont reproduits, dans la nomenclature, devant le nom de chaque produit.

Les flacons contenant des médicaments à l'*usage externe* sont munis d'une *étiquette rouge*. Il sera prudent de mettre une marque très visible sur les produits dangereux afin de les distinguer au premier coup d'œil.

charpie, 1 rouleau de sparadrap des hôpitaux, 1 rouleau de taffetas français, un rouleau de taffetas d'Angleterre, des ciseaux et des pinces. Ajoutez à cela un crayon de nitrate d'argent dans son étui.

Mais, pour pouvoir faire un usage raisonnable de tous les médicaments, tant solides que liquides, dont nous avons établi les listes, il faut, avant tout, être en mesure de les peser. On se servira, pour toutes les pesées excédant 5 grammes, d'une balance de Roberval de petit modèle (*fig.* 11), et pour les divisions de 3, 2, 1 gramme et au dessous, d'un trébuchet solide (*fig.* 12).

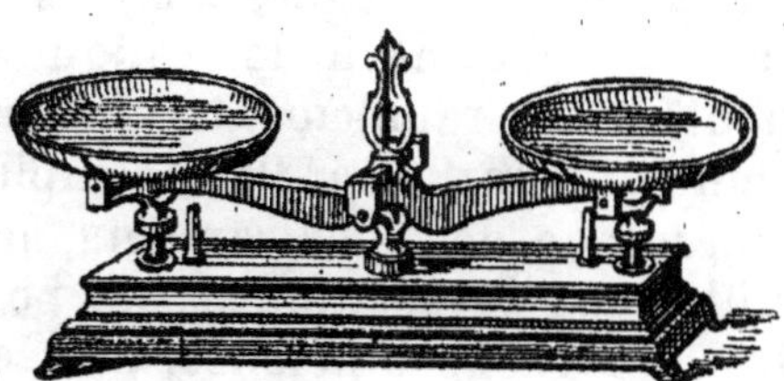

Fig. 11. — Balance de Roberval.

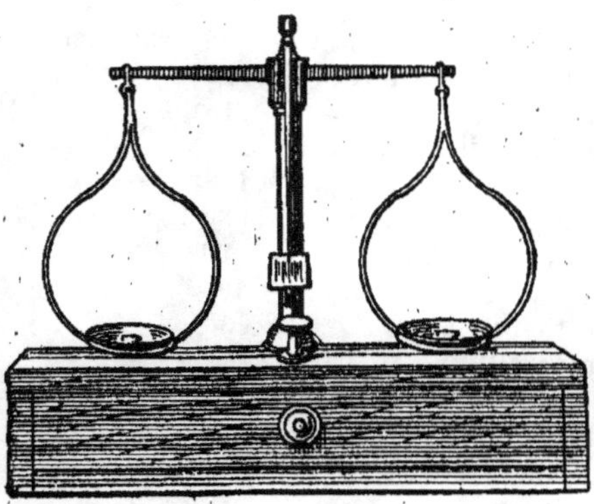

Fig. 12. — Trébuchet pour les pesées de précision.

Avec tout ce que renferme l'armoire à médicaments, nous voici suffisamment armés pour faire face à tous les incidents fâcheux de la vie courante, à toutes les attaques sournoises de la maladie, en attendant que soit remise au médecin la direction du traitement curatif*. Bien mieux, quelques précautions intelligemment prises, en temps utile, pourront très souvent étouffer le mal *ab ovo*. Et, dans tous les cas, le docteur se montrera très heureux d'avoir là, sous la main, les substances les plus directement applicables à son intervention.

Ces indications ne sont pas données *ne varietur*. Chacun sera libre de composer et d'établir la pharmacie domestique à son gré ou suivant des besoins spéciaux, inhérents à la région où l'on se trouve habiter.

II. — Les manipulations à apprendre.

Évaluation en poids métrique de quelques volumes usuels. — Pour se trouver en mesure de tirer un bon profit de l'installation qu'on aura faite, à la maison, du petit matériel et des approvisionnements en drogues simples et composées dont se constituera la « pharmacie domestique », on devra s'efforcer de se familiariser rapidement avec certaines notions de toute première importance. Par exemple, on apprendra, en vue du mesurage des médicaments, les valeurs pondérales* des cuillerées, verrées, pincées et poignées. Voici, à ce sujet, des indications officielles, puisées dans les successives éditions de la *Pharmacopée française*.

On évaluera :

La cuillerée à café d'eau à	5	grammes
La cuillerée ordinaire d'eau à 3 cuillerées à café, et à	15	—
La verrée d'eau à près de 10 cuillerées ordinaires, et à	150	—
Une poignée d'orge à	80	—
— de graines de lin à	50	—
— de farine de lin à	100	—
— de feuilles de mauve à	30	—
Une pincée de fleurs de camomille à	2	—
— — d'arnica à	1	—
— — de guimauve à	2	—
— — de tussilage à	2	—
— — de mauve à	1	—
— — de tilleul à	2	—
— — de semences de fenouil à	2	—
— — de semences d'anis à	2	—

Et ainsi de suite. On pourra, pour plus de sûreté, déterminer pondéralement et mettre en note la valeur de la poignée ou de la pincée de telle ou telle drogue simple donnée.

Il est d'usage de prescrire les sirops par cuillerées et, par conséquent, il est bon de savoir ce que ces cuillerées représentent en poids. La cuillerée à soupe de sirop pèse 25 grammes environ, et la cuillerée à café un peu plus de 6 grammes. Pour l'huile, la cuillerée pèse près de 18 grammes, et la cuillerée à café près de cinq grammes. On comprendra que ces indications n'aient toutefois qu'une valeur des plus relatives, aucune règle ne déterminant la capacité des services d'argenterie que l'on trouve dans le commerce.

Complétons les renseignements ci-dessous, en disant qu'un œuf de poule, de grosseur moyenne, pèse 60 grammes, le blanc seul représentant 40 grammes, et le jaune 20 grammes. La tasse équivaut à 200 grammes, le bol à 400 grammes.

Comment on compte les gouttes. — Tout le monde sait combien fréquemment les médecins ordonnent des médicaments à prendre par gouttes. Alors, grand embarras, comment compter les gouttes? Eh! oui. Il y a les compte-gouttes, c'est entendu. Mais pourquoi ne pas s'exercer à compter les gouttes sans l'aide d'aucun instrument? On commencera avec un flacon bouchant à l'émeri, et contenant un liquide quelconque, qu'on inclinera avec précaution en laissant entre le col intérieur du flacon et son bouchon en verre un étroit intervalle par où le liquide puisse s'écouler goutte à goutte. Avec un peu d'exercice, on arrive très rapidement à un résultat satisfaisant. Après, on renouvellera l'expérience avec un bouchon de liège, ce qui complique un peu la difficulté. Enfin, on pourra parvenir, au bout d'un certain temps, à compter les gouttes, sans le secours du bouchon, en inclinant doucement le flacon, après avoir pris la précaution de mouiller, avec le bouchon humecté du liquide, l'orifice par lequel on projette de faire écouler les gouttes.

Ce procédé, il faut bien le dire, est dénué de toute valeur scientifique, le poids de la goutte d'un même liquide devant varier à l'infini, suivant les circonstances déterminées par la forme de l'orifice du flacon.

Régulièrement — réglementairement, faut-il dire — la goutte d'eau distillée doit peser 5 centigrammes, le gramme d'eau contenant exactement 20 gouttes. Mais, dans la pratique, il n'en est guère ainsi, à moins d'avoir recours à un compte-gouttes *calibré*, les compte-gouttes ordinaires du commerce (*fig.* 13) ne donnant que des résultats incertains et hasardeux.

Un pharmacien a fait, à ce sujet, des constatations extrêmement curieuses, qui peuvent se résumer comme suit :

1° La nature de la substance du tube d'écoulement est sans influence sur le poids des gouttes ;

2° Le diamètre de l'orifice du tube d'écoulement est également sans influence sur le poids des gouttes ; même avec un tube plein, c'est-à-dire sans orifice, les gouttes qui s'écoulent en baignant les parois extérieures sont du même poids que celles qui s'écouleraient du même tube s'il était perforé ; il en résulte que l'épaisseur des parois du tube, si minces qu'on les suppose, sont aussi sans influence sur le poids des gouttes ;

3° Le diamètre *total* de la circonférence du tube d'écoulement, *orifice et paroi compris*, fait seul varier le poids des gouttes, et cela d'une manière régulière.

Donc, le poids des gouttes est en raison directe du diamètre total du tube d'écoulement.

Le commerce livre à la pharmacie des compte-gouttes parfaitement calibrés, c'est-à-dire ayant leur orifice et la paroi de celui-ci calculés de telle manière que la goutte d'eau qui s'en écoule pèse exactement 5 centigrammes ou, si l'on préfère, que 20 gouttes pèsent 1 gramme.

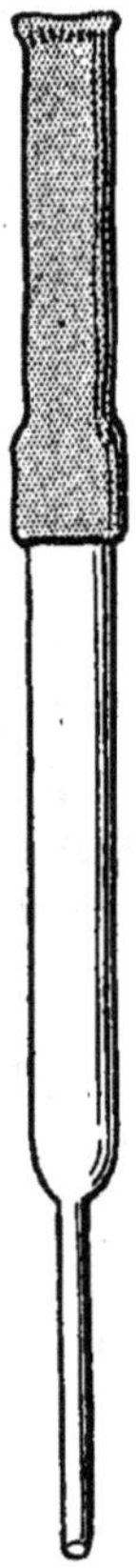

De tout ceci découle une conséquence très importante, à savoir que, suivant la nature du liquide, il faudra un plus ou moins grand nombre de gouttes pour faire un gramme.

Fig. 13. Compte-gouttes ordinaire.

Quelques exemples vont fixer les idées à ce sujet. Avec le compte-gouttes calibré à 20 gouttes d'eau pure au gramme, il faudra, pour faire *un* gramme, 61 gouttes d'alcool à 90°, 90 gouttes d'éther, 53 gouttes de teinture d'aconit, 43 gouttes de créosote de hêtre, 25 gouttes de glycérine, 22 gouttes d'ammoniaque liquide, 50 gouttes d'acide phénique liquide officinal, 50 gouttes d'essence de menthe, 54 gouttes d'essence de térébenthine, etc. On sait combien est épais l'acide sulfurique, sa densité étant 1,843. Sans doute pense-t-on qu'il faudra beaucoup moins de gouttes au gramme que d'eau? Pas le moins du monde : on comptera 26 gouttes de ce liquide sirupeux, pour faire un gramme. Pourquoi? Parce que la goutte d'acide sulfurique est très petite, par rapport au volume de la goutte d'eau. Ce qui confirme ce que nous disions de l'influence du diamètre total de l'orifice de l'instrument sur le poids des gouttes.

Clarification et filtration des liquides. — *Clarification.* Il est une manipulation des plus courantes, en économie domestique, qui trouve encore les plus nombreuses applications dans la pratique de la pharmacie — je veux parler de la *clarification.* Clarifier ou dépurer un liquide, c'est en séparer les matières étrangères qu'il retient. Cette opération se traduit, le plus souvent, par l'emploi d'un corps capable de se modifier par la chaleur, comme le blanc d'œuf, la gélatine, la colle de poisson.

Occupons-nous tout d'abord d'un procédé très simple de clarification des liquides, pour ainsi dire automatique, la *décantation.* Deux cas peuvent se présenter : ou le liquide retient en suspension des matières solides d'une densité supérieure, et alors il suffira d'attendre que celles-ci aient gagné le fond du vase, qu'il n'y aura qu'à incliner pour en faire découler le liquide décanté; ou bien il s'agit d'un dépôt léger qui surnage. Dans ce cas, on introduira le liquide dans un vase garni d'un robinet à sa partie inférieure, qu'il n'y aura qu'à ouvrir, après un temps convenable de repos, pour *soutirer* le liquide clair. Décantation et soutirage sont donc les formes élémentaires de la clarification.

Mais, ce qui nous intéresse surtout, en pharmacie domestique, c'est la *clarification des sirops,* que nous apprendrons un peu plus loin, à préparer nous-mêmes. Toutes les personnes qui ont fait des confitures savent tout ce que contient d'impuretés le jus des fruits. Les sirops sont dans le même cas, et quelques-uns même doivent être soigneusement écumés. On les clarifie très facilement, en les additionnant, *avant le premier bouillon*, d'un ou deux blancs d'œufs fortement délayés dans l'eau, à l'aide d'un petit balai d'osier. L'albumine de l'œuf se « prend », en produisant des réseaux qui emprisonnent les substances étrangères dans un coagulum formé à la surface. Il suffit, après ébullition, de jeter sur une flanelle piquée sur un carré en bois disposé au-dessus d'une terrine, pour voir couler le sirop parfaitement clair. Le carré en bois dont nous parlons se composera de quatre planchettes étroites clouées deux à deux, en ayant soin de laisser passer l'extrémité des clous en lesquels on piquera la flanelle aux quatre angles (*fig.* 14).

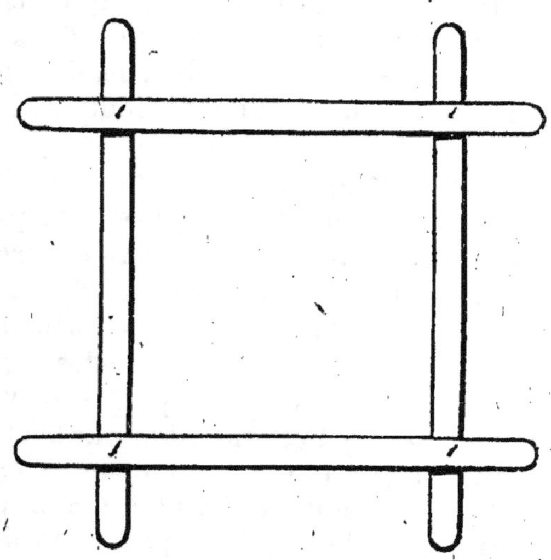

Fig. 14. — Cadre en bois servant à fixer l'étamine à passer les sirops.
Les pointes des quatre angles servent à fixer le carré d'étoffe.

Il existe un autre procédé de clarification des sirops — et par extension de tous les autres liquides — qui nous a toujours donné les meilleurs résultats. C'est le procédé dit « à la pâte en papier ».

On prend deux ou trois feuilles de papier à filtrer blanc, que l'on divise en fragments avec les doigts. On place ces morceaux de papier dans un pot oblong, on les baigne avec de l'eau, puis on secoue le mélange, très fortement, à l'aide d'un petit balai formé de brins d'osier rigides reliés à leur extrémité supérieure par un fil de fer ou une ficelle : on obtiendra, en fin de compte, une pâte de papier dont, à l'ébullition, on additionne le liquide qu'on se propose de clarifier.

Lorsque l'on a ensuite versé le liquide sur l'étamine de laine, la pâte se fixe sur toute la surface et constitue un appareil clarifiant qui fonctionne à la manière d'un filtre en papier. Il faudra simplement avoir la précaution de rejeter sur le filtre les premières portions du liquide, qui peuvent ne pas donner entière satisfaction, au point de vue de la limpidité.

Pour en terminer avec cette question de la clarification, rappelons en passant le grand usage, fait par la viticulture, de la colle de poisson, pour clarifier les vins et leur donner cette transparence qui flatte l'œil. L'ichtyocolle* emprisonne toutes les substances à l'état de suspension dans le liquide, et se précipite ultérieurement au fond de la barrique sous forme de lie.

Filtration. — A côté de la clarification, on doit ranger une autre opération, à laquelle il faut avoir recours d'une façon à peu près constante, pour peu qu'on s'occupe de pharmacie — j'ai nommé la *filtration* —. Celle-ci se propose essentiellement pour but d'isoler d'un liquide donné toutes les matières étrangères qu'il peut renfermer, celles-ci restant sur le filtre. Comment constituer un filtre? On a recours, pour cela, au papier spécial dit « papier à filtre », dont on trouve de nombreuses variétés dans le commerce. Le papier à filtre le plus usité est le papier Prat-Dumas gris, qu'il faut prendre de 33 centimètres de diamètre, parce que s'il est facile de le couper, au cas où il dépasserait les bords de l'entonnoir, il serait par ailleurs impossible de l'allonger si l'on avait recours aux petits formats, tout en ne disposant que d'un entonnoir d'une certaine capacité.

Pour procéder à une filtration, il faudra d'abord installer un entonnoir bien propre sur un flacon, autant que possible à fond plat et à goulot large, de façon à assurer la stabilité parfaite de l'appareillage (*fig.* 15). On prendra l'indispensable précaution d'interposer entre la paroi externe de l'entonnoir, à son point de frottement avec la paroi interne du goulot du flacon, une languette de papier assurant l'entrée de l'air et par conséquent l'égalité de pression *intùs et extrà.*

Si l'on possède des filtres tout plissés, comme il s'en vend dans le commerce, pas de difficulté : on dispose le filtre sur l'entonnoir, et il n'y a plus qu'à verser le liquide en son centre, en prenant soin que le premier jet ne frappe pas le fond du filtre, qui pourrait se crever, mais la paroi. Au fur et à mesure que le liquide passe, on entretient le filtre à l'état de plénitude, afin de lui assurer son maximum de débit. Mais si on a le papier en rame, ou en main, comment s'y prendre pour le plisser? (*fig.* 16 à 21).

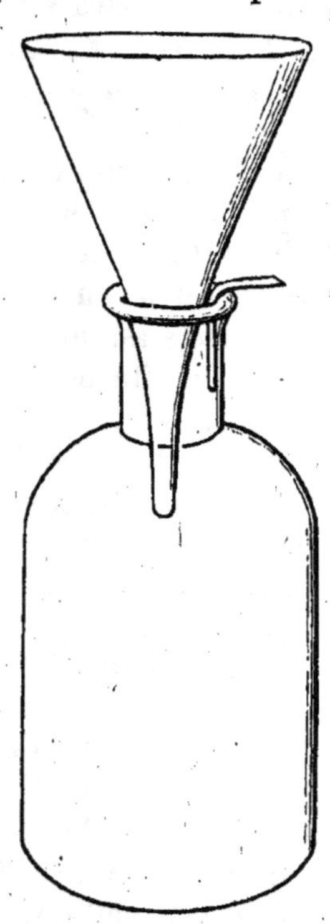

Fig. 15. — Appareillage de filtration.

Le papier à filtre, non plissé, se présente sous la forme de feuilles pliées en deux, figurant donc une demi-circonférence ZAC (I). Cette feuille, on commencera par la plier en A, puis on ramènera à plat sur la table, en forme de demi-circonférence. Mais ne nous occupons que de la portion comprise entre A et C, figurant un quart de circonférence, la partie correspondante AZ devant être plissée de la même manière. Prenons donc la portion du filtre AC (II) et faisons un pli en B. Puis nous redresserons encore à plat. Isolons, pour la commodité de notre démonstration, ce segment de notre filtre, et plions-le encore en X de manière à ce que le point C vienne s'appliquer exactement sur le point B. Ramenons, maintenant, par un pli en arrière C sur X, pour former le pli M.

Le filtre, remis dans sa position primitive, se présentera, à ce moment, sous l'aspect de la figure III, M' représentant le pli suivant à faire en arrière. Pour cela, saisissons dans son

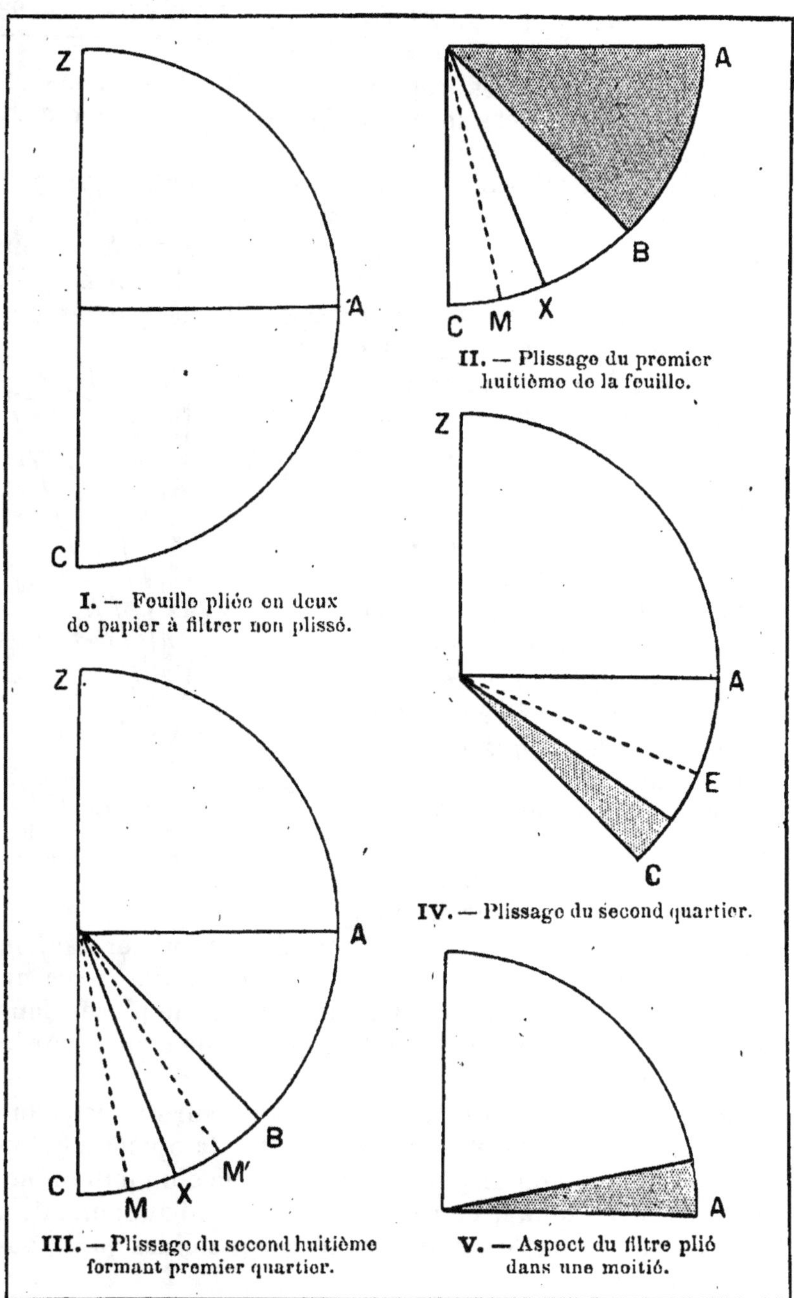

Fig. 16 à 20. — Phases successives du plissage d'un filtre.

entier la partie plissée, replions-la en B, et refaisons un pli en arrière; ce sera le pli M'. Cette dernière façon aura amené la feuille à la forme (IV).

Prendre les parties plissées représentées sur la figure par les hachures, amener C sur A par un nouveau pli en E, ramener en arrière par un autre pli, replier en A par un second pli en arrière. Le filtre aura alors la forme (V) :

Les hachures représentent la superposition des parties plissées. L'autre moitié du filtre (portion supérieure) comprenant l'arc de cercle ZA devra être plissée exactement de la même manière.

Complètement plié et posé sur la table, le filtre aura 8 arêtes ou plis (*fig.* 21) [VI] :

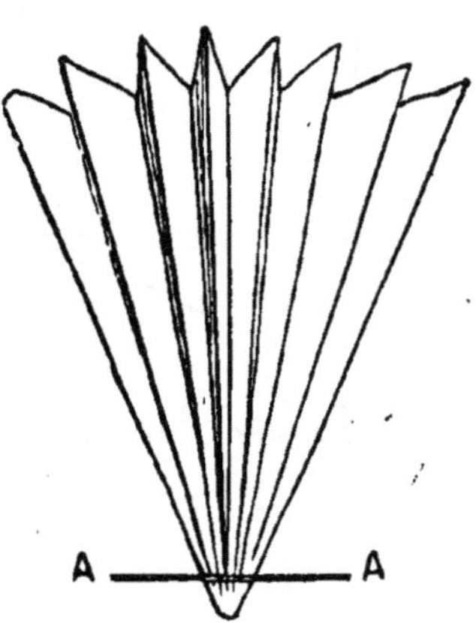

Fig. 21 (VI). — Filtre complètement plissé, prêt à être placé sur l'entonnoir. Lier, en cas de besoin, avec une ficelle en AA.

Ouvrir alors le filtre, en écartant les bords du papier qui se rejoignent, faire un petit pli intérieur aux arêtes extrêmes, rassembler avec les doigts, des deux mains simultanément, les plis du filtre, et camper sur l'entonnoir, en ayant soin d'enfoncer modérément. On verse, comme je l'ai expliqué déjà, le liquide à filtrer, au centre, avec précaution. Si, par maladresse, on arrivait à crever tous les filtres, il faudrait lier, avec un bout de ficelle, l'extrémité du filtre, avant de le placer dans l'entonnoir, approximativement au point que coupe, sur la figure VI, la barre AA.

On peut encore, pour filtrer des liquides, surtout ceux que l'on a en petites quantités, se servir d'un tampon de coton hydrophile, que l'on dispose dans la douille d'un entonnoir. On verse son liquide, et celui-ci passe, en abandonnant, à la surface du coton, les impuretés ou corps solides qu'il pouvait contenir.

Encore, si l'on n'a pu arriver à plisser convenablement

un filtre en papier, on n'aura qu'à plier celui-ci en deux, et à le disposer dans l'entonnoir, de telle façon que le papier tapisse exactement la surface intérieure de l'entonnoir. On verse le liquide au centre, en prenant la précaution, que nous avons signalée déjà, de diriger le premier jet contre les parois du filtre; autrement, le fond pourrait céder sous l'effort. Les parties qui ne sont pas en contact absolu avec le verre laissent passer le *filtratum**; c'est un peu plus long, mais, en somme, on arrive finalement au même but par le moyen de ce dispositif sommaire.

Confection des cachets médicamenteux. — Depuis déjà longtemps, on a renoncé à absorber les médicaments pulvérulents à l'état de suspension dans un peu d'eau sucrée.

On sait quels progrès a réalisés pour l'ingestion des poudres à goût nauséeux ou simplement désagréable, la méthode des *cachets* de pain azyme* souple, si facilement ramollis au contact de l'eau. Aujourd'hui, le plus grand nombre des médicaments solides s'emprisonne entre les deux lames d'un cachet, qu'une manipulation rapide suffit à souder. Mais on achète, généralement, chez le pharmacien, les cachets tout faits : cachets d'antipyrine, de salol, de pyramidon, de sulfate de quinine, etc. Le mieux serait de les préparer chez soi, ce qui s'exécute très bien, sans aucun outillage spécial.

Mais il faudra, tout d'abord, se procurer des cachets vides. On fixera son choix sur le modèle moyen, dit n° 2, qui répond à une dimension uniforme, quelle que soit la marque que l'on adopte. Plutôt que de se ruiner en détail, il est préférable d'acheter, chez le premier droguiste venu, une boîte de 500 cachets vides — la marque Chapireau est la plus pratique, à cause de la forme bombée des cachets — qu'on gardera en réserve. Il s'agit à présent de se mettre en état de s'en servir, à la première occasion.

On ira chez un marchand de verreries en gros, où l'on se fera couper deux fragments de tube en verre creux de six centimètres environ de hauteur. L'embouchure aura exactement la dimension ci-contre (*fig.* 22). Ce calibre est d'ailleurs courant dans le commerce. Maintenant, on veut faire, supposons-le, dix cachets d'antipyrine d'un gramme. Nous conseillons de peser dix fois un gramme. Ce sera plus sûr que de peser dix grammes à répartir ensuite « à l'œil » entre les dix cachets vides dressés sur leur face convexe. Pleins, les cachets attendent, sur la table, leur couvercle. Pour souder celui-ci, il suffira de mouiller légèrement un petit carré de flanelle (*fig.* 23). Alors, on portera le cachet plein sur l'un des tubes. Puis, on prendra un cachet vide, dont on appuiera les bords sur le mouilleur, un instant, afin de l'humidifier. Après, soulever le cachet, sans le serrer, entre le pouce et l'index, et le porter sur le cachet plein, en faisant correspondre exactement les rebords, qu'on soudera en appuyant fortement dessus le second tube. Incliner le tube de base pour faire tomber le cachet fini, et le redresser pour préparer le suivant. On voit combien cela est simple. Avec cet outillage rudimentaire, on aura sous la main tout ce qu'il faut pour prendre sans dégoût rhubarbe, magnésie, etc. Observation importante. Pour la magnésie à prendre en cachets, se procurer toujours de la magnésie *lourde*. L'autre, à cause de sa légèreté, exigerait la consommation de nombreux cachets pour arriver à n'en prendre que très peu.

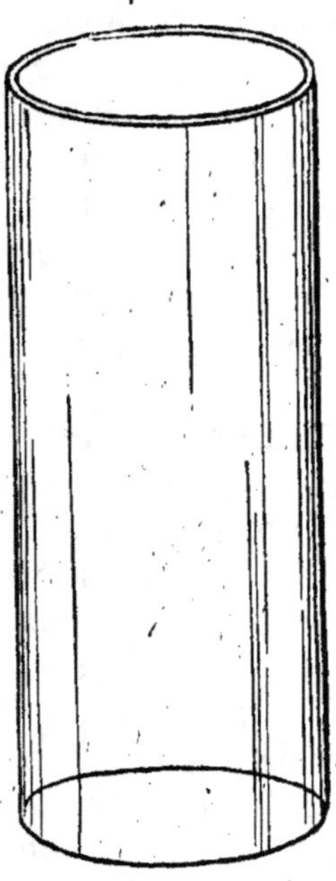

Fig. 22. — Tube de verre pour faire les cachets.

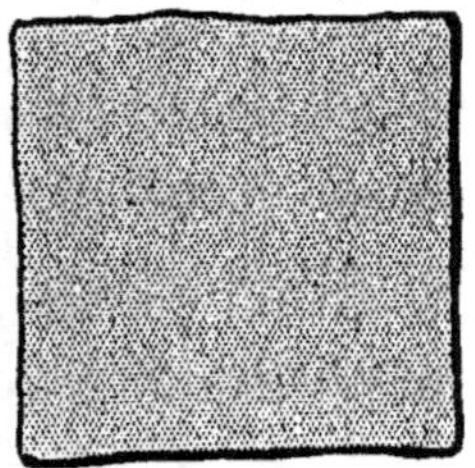

Fig. 23. — Petit carré de flanelle pour servir de mouilleur aux cachets.

Pilules, granules et autres procédés de droguerie. — Tous les efforts des industries pharmaceutiques se sont tournés vers les moyens pratiques de dissimuler aux malades la saveur et l'odeur repoussantes d'un certain nombre de drogues. D'où l'invention d'enveloppes et d'enrobages d'une ingéniosité raffinée. Nous avons vu par quels procédés rapides et peu coûteux il était possible de réaliser, à la maison, la préparation des cachets médicamenteux permettant l'occlusion des substances pulvérulentes entre deux disques à concavité centrale en pain azyme. Mais cette forme si commode d'enrobage ne peut s'adapter qu'à des matières sèches rigoureusement. Alors, dans le cas des médicaments à consistance molle, comme les extraits, par exemple, le pharmacien doit recourir à la forme pilulaire.

Nous n'avons aucun intérêt à rechercher comment il nous serait possible de faire nous-mêmes des *pilules*, d'autant que cette manipulation exige une certaine dose d'habileté professionnelle. Qu'il nous suffise donc d'apprendre, pour notre édification personnelle, que la confection des pilules se divise en deux opérations bien distinctes ; d'abord, la préparation au mortier d'une *masse*, dans laquelle entrent nécessairement des solides et des liquides à l'état pâteux, puis la division en pilules, à l'aide d'un appareil à double couteau, dénommé « pilulier ». Les pilules durcissent rapidement et, comme il est facile de recouvrir leur surface d'une couche d'argent ou d'une substance résineuse quelconque, le goût propre de leurs composants se trouve entièrement dissimulé.

Parfois il arrive que l'on dragéifie les pilules, en les recouvrant, grâce à un appareillage spécial emprunté à l'industrie de la confiserie, d'une épaisse couche de sucre. Les *granules* sont presque toujours habillés de la sorte. Ceux-ci ne sont, au demeurant, que de très petites pilules renfermant, le plus souvent, des doses infinitésimales d'un médicament très actif, comme un alcaloïde, par exemple.

Mais comment administrer certaines substances gluantes ou liquides : térébenthine, baume de copahu, créosote, etc. On a recours à la mise en *capsules*. La capsulation des médicaments, qui fait l'objet d'une industrie spéciale, ne peut être réalisée dans les pharmacies. Au moyen d'un appareillage *ad hoc*, on prépare des enveloppes creuses en gélatine, qu'on remplit de médicament, puis on bouche la capsule avec une goutte de gélatine fondue. Toutes ces indications n'ont qu'une valeur documentaire : les pharmaciens eux-mêmes sont obligés de s'adresser au commerce de la droguerie pour leurs approvisionnements, dans la série des médicaments gélatinisés ou dragéifiés. Il nous faut donc rechercher maintenant la meilleure manière d'arriver à faire avaler, sans trop de dégoût, quelques liquides nauséeux qui ne produisent d'effets qu'à des doses massives, comme l'huile de ricin et l'huile de foie de morue.

La première — l'huile de ricin — s'administre assez facilement, même aux personnes les plus difficiles, si on prend soin de la délayer rapidement dans une tasse de lait très chaud. On avale d'un trait.

Pour l'huile de foie de morue, c'est une autre affaire. Commençons d'abord par dissiper le préjugé qui veut que cette huile soit d'autant meilleure qu'elle est davantage foncée en couleur. C'est une erreur. Il convient, en conséquence, de choisir une huile de foie de morue de couleur *ambrée*, celle-ci étant le résultat de la première expression des foies, à une douce chaleur. On garnit le fond d'une cuiller à soupe avec une petite quantité de jus de citron ou d'orange, que l'on y promène en tous sens. Verser alors l'huile, de façon à ne pas remplir complètement la cuiller, compléter avec du jus de citron ou d'orange et avaler d'un coup, sans goûter. Un autre procédé, qui réussit bien également, consiste à remplir la cuiller, aux trois quarts avec l'huile, puis à compléter avec du vin de quinquina ou, à défaut, du vin de Bordeaux.

Toutefois, et au risque de scandaliser les abstracteurs de quintessence, j'ajouterai qu'à mon sens une cuillerée de bonne huile d'olive remplit exactement le même but que la répugnante huile de foie de morue, laquelle, soit dit, entre parenthèses, n'est souvent que de l'huile de phoque !

Quelques recommandations indispensables sont à observer. Là où il aura été possible d'installer une armoire complète, réservée exclusivement aux provisions de la pharmacie domestique, il sera de toute nécessité de veiller à leur entretien. Tout d'abord, la clé du meuble ne sera jamais abandonnée à la disposition des allants et venants : le chef de famille devra la conserver dans un endroit connu de lui seul. C'est lui, également, qui devra veiller à ce que le contenu du meuble soit entretenu dans un état parfait de propreté.

Pour que les cuivres soient toujours reluisants, les balances et les poids seront astiqués à fond tous les mois, les capsules, le mortier et les verreries exactement nettoyés après usage. Les flacons ou bocaux seront essuyés toutes les semaines, et leur contenu vérifié, de manière à éviter, autant que possible, qu'ils restent un trop long temps en vidange. On prendra soin, surtout, de renouveler souvent les plantes, dans les bocaux ou tiroirs : celles atteintes de moisissures ou parvenues à un état de dessiccation trop avancé seront impitoyablement rejetées. Les farines de lin et de moutarde seront renouvelées d'office tous les trois mois, la première étant sujette à rancir rapidement, et la seconde n'ayant que trop de dispositions à s'éventer.

Une excellente précaution consistera à dresser un inventaire exact de tout ce que contient l'armoire à médicaments, et à ranger ceux-ci par ordre alphabétique sur un carton fort cloué à l'intérieur de l'un des panneaux du meuble et portant indication d'un numéro de référence, permettant de trouver du premier coup, sans recherches oiseuses, la substance dont on a besoin.

Enfin si, par hasard, il arrivait que la place manque à la maison, ou si l'on n'avait pas le loisir de pourvoir à une installation aussi complète que celle que nous avons décrite à la page 13, on pourrait, sans autre inconvénient, affecter à l'usage de la pharmacie domestique la tablette supérieure d'un meuble quelconque : bibliothèque, armoire à glace ou penderie de garde-robe. On se contenterait, dans ce cas, de tenir en réserve seulement les remèdes de l'usage le plus courant, la faculté restant naturellement de compléter petit à petit ses provisions.

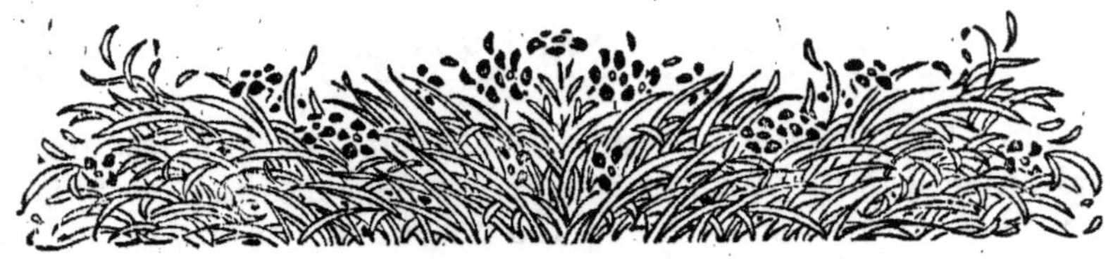

DEUXIÈME PARTIE

POUR PARER A L'IMPRÉVU

I. — Comment faire la récolte des plantes usuelles.

Pourquoi ne pas profiter de ce que la nature nous offre, dans sa munificence? On ne sera jamais trop prévoyant. Et, sans avoir la prétention d'arriver à posséder, dans l'armoire aux médicaments, absolument tout ce que comporte l'arsenal thérapeutique*, du moins sera-t-il de bonne administration de ne pas négliger ce que nous avons sous la main.

Chaque saison ramène une flore dont la variété sera l'occasion de cueillettes intéressantes autant que fructueuses, et qui, par surcroît, développeront peut-être le goût de la botanique et des excursions champêtres. Mais, les récoltes faites, qu'il s'agisse des feuilles ou des fleurs des végétaux, il importe avant tout de connaître les moyens de conserver celles-ci à l'état sec. Qu'on veuille bien noter*que la dessiccation des fleurs doit être opérée très rapidement. Le meilleur procédé pour évaporer graduellement leur eau de végétation, sera donc de tendre au-dessus d'un fourneau — dans la cuisine, par exemple — une toile grossière à claire-voie, dont les quatre coins se relieront chacun à un clou par une ficelle, de façon à ce qu'elle s'étende dans une position bien horizontale.

A la surface, on dispersera les fleurs fraîches en couches d'épaisseurs égales et, le feu étant allumé, les effluves d'air chaud émises par le fourneau dessécheront petit à petit et suffisamment vite les organes végétaux, qu'il faudra avoir soin de remuer avec les doigts, de temps à autre, afin de renouveler les surfaces à dessécher.

Un autre procédé de dessiccation plus simple — d'auto-dessiccation, pourrait-on dire — consiste à étaler les plantes ou parties de plantes, dans un grenier exposé au soleil, à la surface de claies en osier ou dans des tamis. Les feuilles, en général, s'accommodent fort bien de ce régime. Mieux encore, on a soin de les accrocher, par petits bottillons, à des traverses, comme le font, à Paris, les herboristes, à la devanture de leurs magasins. Toutefois, il y faut beaucoup de surveillance parce que, si on laisse les végétaux exposés à la chaleur des rayons solaires au delà du temps exactement nécessaire à la dessiccation, leurs portions vertes noircissent, deviennent friables, et perdent une partie de leurs propriétés, par suite de l'évaporation des principes volatils qu'elles contiennent, et qui consistent principalement en certaines huiles essentielles sécrétées par des organes spéciaux : canaux ou réservoirs. A cet état d'altération, les plantes sont complètement inutilisables. C'est pourquoi nos préférences vont aux procédés de dessiccation rapide, à une douce chaleur, sur une toile.

Les plantes une fois sèches, ce qui est facile à juger, on les conserve : les fleurs, dans des boîtes de fer-blanc ou des bocaux fermant hermétiquement, les feuilles dans des sacs ou des paquets en papier qu'il faudra avoir soin d'étiqueter sans délai, sans se fier jamais à sa mémoire, pour éviter des confusions toujours possibles.

Mais quelles plantes peuvent, dans la saison où l'on se trouve, être facilement reconnues utiles à récolter, et quelles précautions exige leur récolte ?

Au printemps, dès que brille le soleil d'avril, vous remarquerez par endroits, tout au long des landes arides et crayeuses qui entourent la ceinture des fortifications de Paris, dans la banlieue, des pelouses formées de fleurs d'un beau jaune d'or, celles-ci composées de fleurons déliés et disposées en capitules, à l'extrémité de hampes cotonneuses et écailleuses : leur odeur est agréable et rappelle celle de la cire jaune. Si vous avez eu la curiosité de cueillir une de ces fleurs, vous avez constaté avec étonnement que le végétal n'a pas de feuilles encore, raison pour laquelle les fleurs ont été dénommées *filius ante patrem* (le fils avant le père). A ces divers signes caractéristiques, il sera on ne

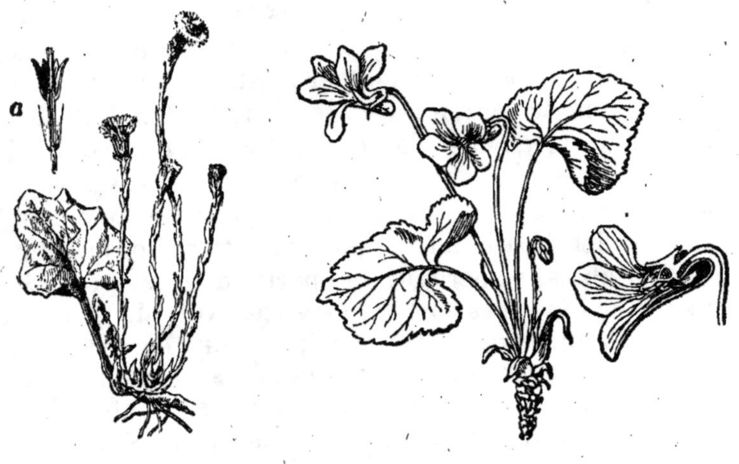

Fig. 24. — Tussilage. *a*, coupe d'une fleur.

Fig. 25. — Violette et coupe de la fleur.

peut plus aisé de reconnaître le tussilage (*fig.* 24), que les Grecs appelaient « bechion, » et qu'on désigne encore sous les noms de « faconnet » ou « pas-d'âne, » parce que la forme de ses feuilles évoque l'image de l'empreinte du pied de l'âne. On peut, en un temps pas trop long, cueillir des quantités appréciables de fleurs de tussilage : calmantes, elles sont très employées, à l'état sec, en infusion, contre la toux (d'où son nom de tussilage) et, pour cette raison, entrent dans la composition des « quatre-fleurs ».

Nous sommes à l'instant de la pleine floraison de la violette (*fig.* 25)? Si l'on a de la patience, on fera, sous les halliers, la récolte des fleurs. Et l'on sera amplement récompensé de l'effort, parce que les fleurs de violettes du Midi, qui se rencontrent communément dans le commerce de la droguerie*, sont beaucoup moins actives que la fleurette que vous ramasserez dans les lieux ombragés où elle croît spontanément. Avant de procéder à la dessiccation des fleurs, il faudra séparer la partie verte du calice. Les fleurs de violettes entrent, elles aussi, dans la composition des quatre-fleurs.

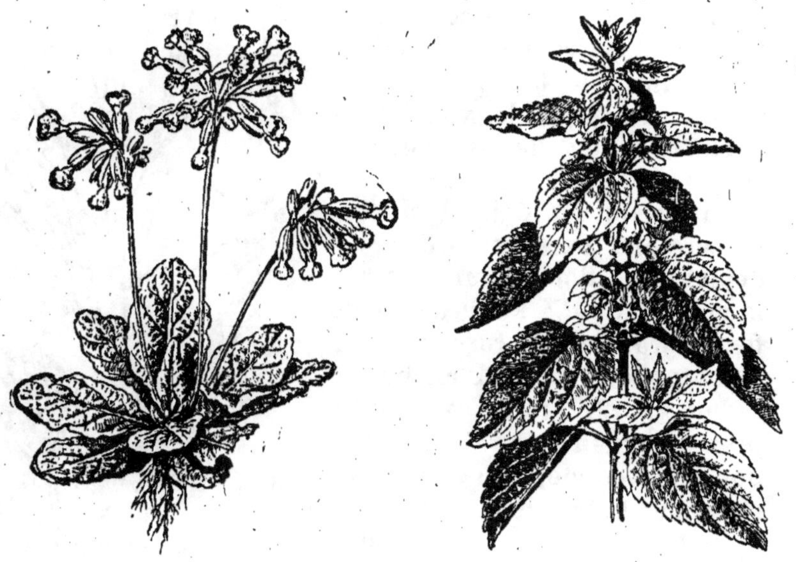

Fig. 26. — Primevère officinale. Fig. 27. — Lamier blanc.

On en prépare un sirop, employé dans la médecine des enfants, comme béchique* et purgatif léger.

Le calendrier pharmaceutique nous apprend que nous sommes au moment de la cueillette des fleurs de pêcher, de primevère (*fig.* 26) et de lamier blanc appelé aussi ortie blanche (*fig.* 27). Or, le pêcher et la primevère n'ont plus aucun usage en thérapeutique. Il n'en est pas de même de l'ortie blanche, très usitée contre les pertes blanches des femmes. Celle-ci croît en abondance, le long des chemins et des haies, mélangée à l'ortie brûlante ou grande ortie, avec laquelle la forme de ses feuilles pourrait la faire confondre. Mais l'apparition de ses cymes florifères la différencie instantanément.

La corolle des fleurs, d'un blanc éclatant, a la forme d'un tube à deux lèvres courbé et resserré un peu au-dessus de la base, puis renflé vers la gorge. Enfin, la tige de cette plante est carrée, celle de l'ortie brûlante étant ronde. Les fleurs, à l'état frais, exhalent une odeur douce approchant celle du miel. Avant la dessiccation, il faut les débarrasser de leur calice. Il importe, tant pour le tussilage que pour la violette et l'ortie blanche, de les *dessécher très rapidement*, comme nous l'avons expliqué déjà. Peut-être on sera aise de savoir quel rendement ces fleurs fournissent à la dessiccation. 1 kilogramme de fleurs fraîches de tussilage, de violettes et d'ortie blanche, se réduira à 192 grammes pour la première plante, à 137 grammes pour la seconde, et à 140 grammes pour la troisième.

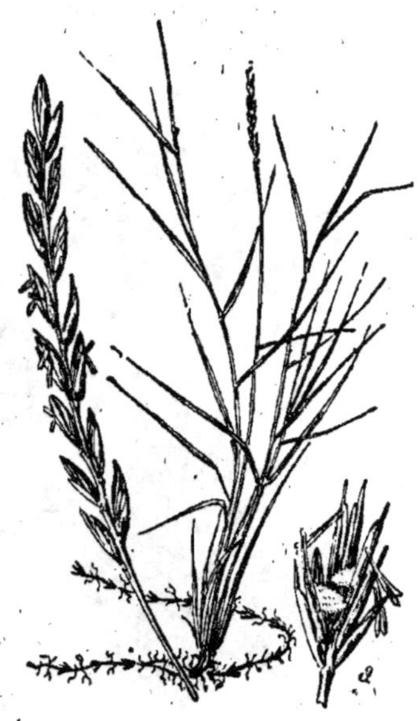

Fig. 28. — Chiendent.
a, épillet.

Disons maintenant, rapidement, quelles plantes communes peuvent être facilement récoltées au cours de la saison estivale, et à quels usages il sera possible de les affecter.

Il n'est pas un Parisien possédant le moindre pied-à-terre dans quelque coin de la banlieue, qui n'ait journellement rencontré sous sa bêche les rhizomes* de cette plante vivace si encombrante qui s'appelle le chiendent (*fig.* 28). Généralement on met ces rhizomes en un tas, auquel on communique le feu. Il siérait, pourtant, de choisir les plus beaux, de les laver, de les débarrasser par raclage de leurs radicelles, et de les faire sécher. Après quoi, on les détaille, avec des ciseaux, en menus fragments, que l'on conserve dans un sac en papier. Le chiendent, bouilli à l'eau, pendant une demi-heure, fournit une tisane d'une efficacité incomparable comme diurétique*. Même observation pour les queues des cerises. Au lieu de les jeter, il conviendrait de les recueillir et de les sécher. Leur décoction fournit aussi un diurétique des plus éprouvés.

En sa saison, le sureau (*fig.* 29) étale ses inflorescences en

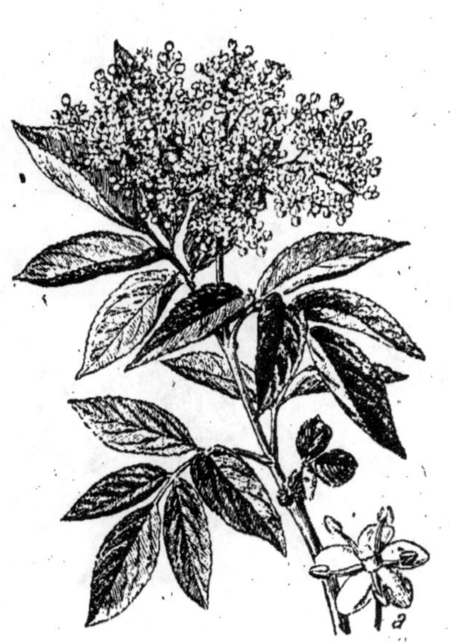

Fig. 29. — Sureau.
a, fleur.

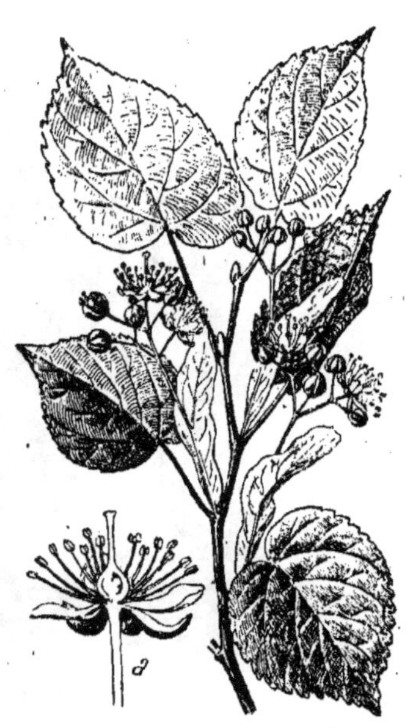

Fig. 30. — Tilleul.
a, coupe d'une fleur.

corymbes, qui dégagent une forte odeur, si caractéristique. Il ne faut pas manquer de récolter les fleurs, en coupant l'inflorescence entière, à sa base. Le sureau sèche très rapidement à l'air libre. L'infusion des fleurs est émolliente* et résolutive. Contre les piqûres de moustiques, d'abeilles ou de guêpes, on obtient d'excellents résultats avec des cataplasmes de fleurs de sureau, directement appliqués à l'état tiède.

Les tilleuls plantés, tout au long des routes, dans certaines régions de la France, dressent, leurs grappes de fleurs portées par un pédoncule soudé, dans sa moitié inférieure, à la nervure médiane d'une bractée (*fig.* 30). Les maires des communes accordent généralement, sans difficultés, l'autorisation de récolter. L'infusion de tilleul, fort agréable, jouit de propriétés calmantes et antispasmodiques*.

On rencontre partout, dans les landes les plus arides, une

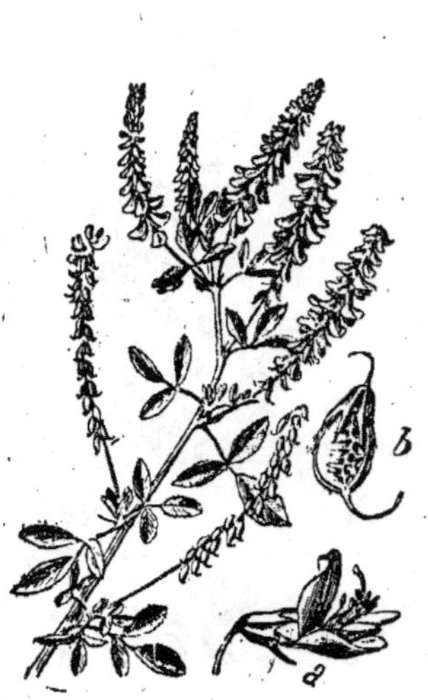

Fig. 31. — Mélilot.
a, fleur; *b*, graine.

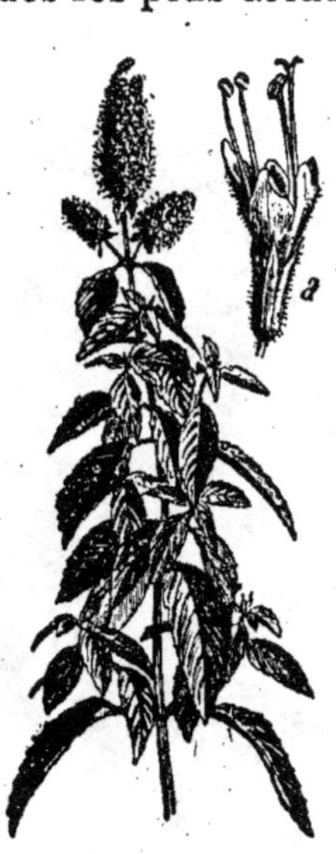

Fig. 32. — Menthe.
a, fleur.

petite plante à tiges dressées et rameuses, portant de longues grappes de fleurettes jaillies de l'aisselle des feuilles, et qui exhalent une odeur fine et agréable qui rappelle à la fois l'œillet et la vanille. C'est le mélilot (*fig.* 31). Il faut récolter la plante entière. On en fera de petites bottes qu'on suspendra à la traverse d'un grenier. Le mélilot est un spécifique* des plus précieux contre les maux d'yeux — quelle qu'en soit la nature — qu'on bassinera avec une infusion tiède assez forte, plusieurs fois par jour.

Dans beaucoup de jardins, on cultive la menthe (*fig.* 32). Il convient de la récolter dès que s'entr'ouvrent les fleurs, en coupant la plante à rez de terre. Faire des bottillons qu'on mettra à sécher. La menthe est une herbe stimulante* et aro-

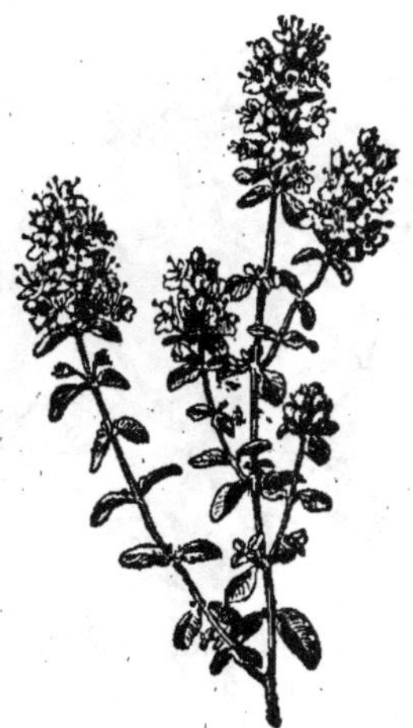

Fig. 33. — Serpolet.

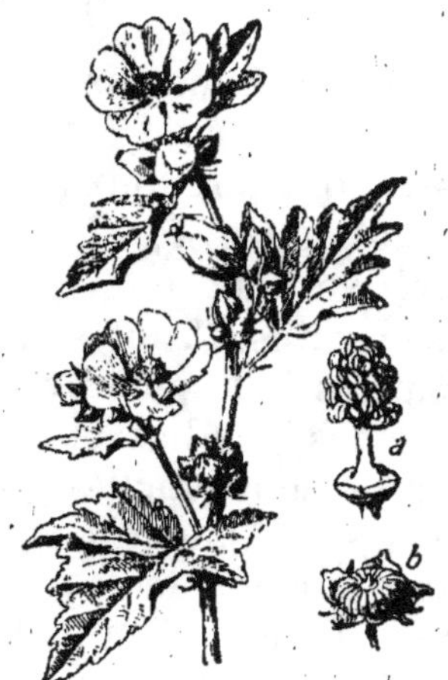

Fig. 34. — Guimauve.
a, étamines ; *b*, fruit.

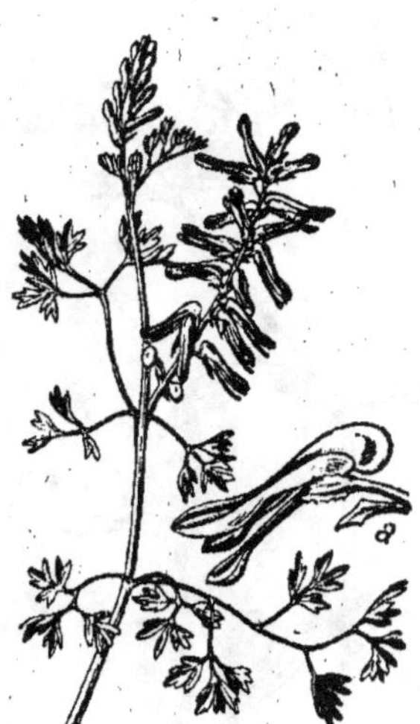

Fig. 35. — Fumeterre.
a, fleur.

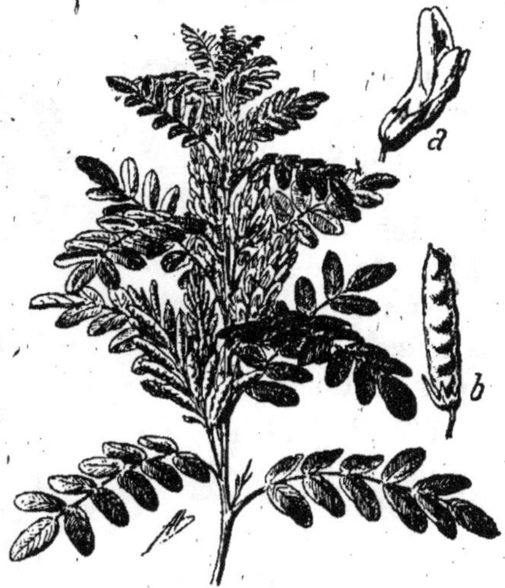

Fig. 36. — Réglisse.
a, fleur ; *b*, fruit.

matique qu'on utilise avec profit contre les indigestions et les vapeurs. On en fait également des fumigations pour assainir l'air des appartements. Tout le monde connaît le thym et le serpolet (*fig.* 33). Le premier a surtout des usages culinaires; le second, employé en infusions, est anticatarrhal et réussit contre la toux.

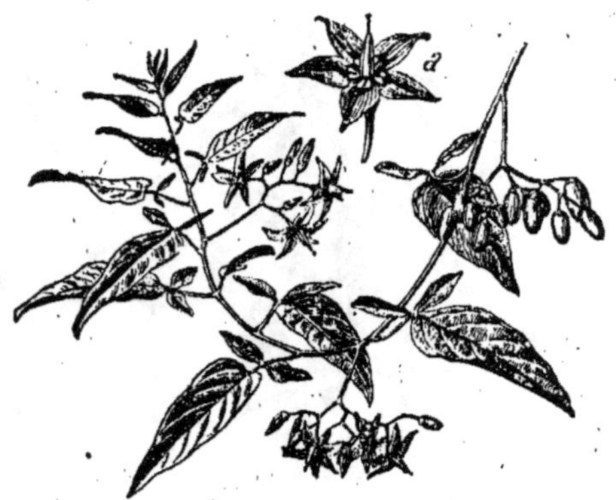

Fig. 37. — Douce-amère.
a, fleur.

La guimauve (*fig.* 34) se cultive dans quelques jardins. Toutes les parties de la plante — racines, feuilles et fleurs — sont mucilagineuses et adoucissantes. Surtout, le décocté de la racine fournit un liquide sirupeux d'un emploi journalier comme maturatif* et décongestionnant.

Enfin, on trouvera partout, dans les champs, des herbages d'un vert glauque, à folioles multilobées et à petites fleurs purpurines : c'est la fumeterre (*fig.* 35) dont nous aurons l'occasion de parler à propos de la confection du jus d'herbes.

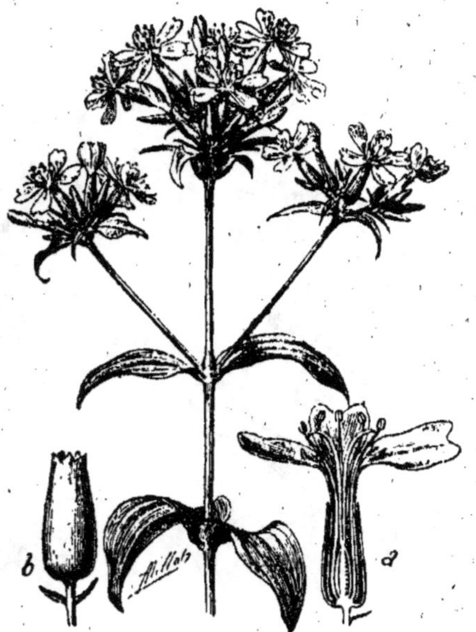

Fig. 38. — Saponaire.
a, coupe d'une fleur; *b*, calice.

A l'automne, on récoltera surtout des racines : le rhizome de réglisse (*fig.* 36), le chiendent, la racine d'asperges; enfin, la tige de douce-amère (*fig.* 37), puis les feuilles de saponaire (*fig.* 38) et de chou rouge.

II. — Les accidents d'auto et de bicyclette. Pour panser les brûlures.

On sait la vogue de l'automobile et de la bicyclette. Que l'on monte un « cheval d'acier », ou que l'on brûle les distances, la main rivée au volant d'un auto, il faut bien se dire qu'un accident est toujours possible. Et, dès lors, il sera prudent d'emporter avec soi, en tout cas, une *trousse* (*fig.* 39) contenant les objets aptes à remédier immédiatement à tout accident, blessure ou défaillance.

COMPOSITION :

4 flacons de 10 *grammes* : Eau de mélisse. — Teinture d'arnica. — Acide phénique. — Vinaigre anglais.

Acide borique.	Fil.	Coton hydrophile.
Amadou.	Aiguilles.	Épingles ordinaires.
Baudruche gommée.	Bande de toile.	Papier Van Swieten.
Coton hémostatique.	Ciseaux.	Taffetas anglais.
Épingles anglaises.	Comprimés de kola.	

A quels usages affecter, d'une manière précise, les objets transportés dans la trousse? Pour les épingles, le fil, le coton hémostatique*, la bande de toile, la baudruche gommée, le taffetas anglais, pas de difficultés; tout cet attirail servira à faire un pansement sommaire, dans le cas de blessures avec effusion de sang. Le coton hydrophile, le papier Van Swieten (dont une feuille mise à tremper dans l'eau fournira un litre de liqueur), l'acide borique et l'acide phénique (pour la préparation instantanée de l'eau boriquée et de l'eau phéniquée (voir page 88) serviront à traiter les plaies contuses*. Les comprimés de kola, dont on laissera fondre un lentement dans la bouche, fourniront aux cyclistes l'énergie respiratoire nécessaire à la mise en action prolongée des pédales de leur machine. Quant à l'eau de mélisse et à la teinture d'arnica, on en administrera quelques gouttes aux personnes qui, à la suite

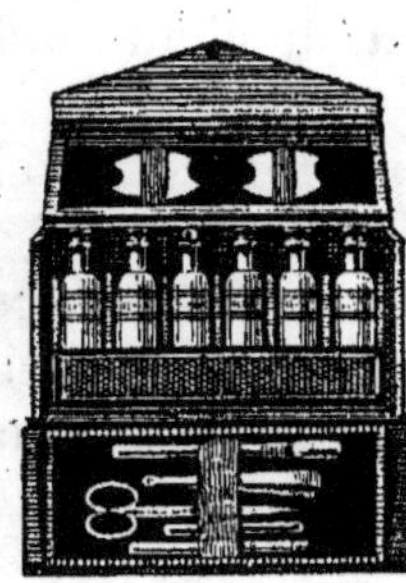

Fig. 39. — Trousse de poche.

d'un capotage d'automobile, seraient tombées évanouies.

A défaut de trousse, on pourra aménager soi-même un coffret en bois à compartiments ayant la même composition.

Mais, hélas! les accidents ne forment pas le lot privilégié de ceux qui roulent sur les routes de la France, — ils se produisent à la maison, avec la même soudaineté que dehors. Or, nous avons inscrit précédemment, dans notre liste de liquides à conserver dans l'armoire à médicaments, l'eau de chaux. Cette eau de chaux, que nous allons préparer nous-même, va nous servir à confectionner le meilleur remède qui se puisse appliquer sur les brûlures, quelles que soient leur origine et leur nature. Comment faire de l'eau de chaux? Se procurer, chez un plâtrier, quelques pierres de chaux *vive* qu'on disposera dans le fond d'une terrine. Mouiller progressivement avec des gouttes d'eau lancées par les doigts. La chaux fuse, fume, se fendille et se « délite ». Il faut n'ajouter l'eau que par petites portions, au début. Quand la chaux est éteinte (la masse étant devenue pulvérulente), verser deux ou trois litres d'eau dans la terrine, remuer, rejeter cette première eau de lavage, par décantation. Renouveler, une fois encore, le lessivage. Enfin, laisser quelques litres d'eau en contact avec la chaux, pendant une quinzaine de jours — c'est là l'eau de chaux officinale, qu'on conservera dans des bouteilles.

Mais voici que la cuisinière, à son fourneau, s'est cruellement brûlé la main. Eau bouillante ou vapeur d'eau? Peu importe. L'épiderme est boursouflé et rougé; la douleur est intense. Or, on sait l'habitude empirique qui a cours parmi le peuple d'étendre sur les brûlures de la pulpe de pomme de terre râpée. Simple palliatif. Il faut peser, tout de suite, dans un bol :

Huile d'olive (ou huile à manger).....	100 grammes.
Eau de chaux........................	100 —

Avec une petite cuiller, agiter fortement le mélange, qui se transformera en une sorte de crème épaisse et onctueuse (liniment* oléo-calcaire). Tailler dans un paquet d'ouate hydrophile un carré large comme deux fois la blessure, verser au centre deux ou trois cuillerées de liniment, appliquer directement sur la plaie et maintenir le pansement en place avec des bandes de toile. *Renouveler au moins toutes les heures* la provision de liniment sur le coton, parce que le remède est très rapidement absorbé. Au contact du savon calcaire fourni par la décomposition de l'huile par la chaux de l'eau, la douleur se calme rapidement et, le plus souvent, cinq ou six jours de ce traitement fort simple suffisent à cicatriser les brûlures même graves. Si celles-ci avaient un caractère alarmant, panser tout d'abord comme ci-dessus et appeler le médecin. Se garder, surtout, d'employer les solutions d'acide picrique que le pharmacien peut être appelé à délivrer, quand on lui demande « quelque chose pour une brûlure ». Parce que, si la proportion d'acide picrique — corps toxique — est trop forte, il se produira des symptômes d'empoisonnement, par suite d'une absorption rapide par les surfaces dénudées. L'eau de chaux trouve un autre emploi intéressant : dans les cas de diarrhée des enfants, à la dose d'une cuillerée ou deux, dans une tasse de lait.

III. — Les petites misères de l'été.

Comment on produit la réfrigération. — Il faut savoir, lorsque la température de l'été est aussi élevée, par exemple, qu'elle le fut pendant l'exceptionnelle saison chaude de 1911, comment produire de la réfrigération.

Cette notion sera d'autant plus nécessaire à bien connaître que, souvent à la campagne, dans certains cas d'hémorragie, de congestion cérébrale et de dysenterie, on pourra se trouver avoir un besoin immédiat, pour des applications externes, de glace ou d'eau glacée. Comment donc s'y prendre pour abaisser très rapidement, au voisinage de zéro ou au-dessous, un certain volume d'eau? L'opération est, au fond, très simple, lorsque l'on sait que tels corps ou tels autres, en dissolution dans de l'eau, en de certaines proportions, ou en mélange avec un acide (mélange réfrigérant) peuvent produire un abaissement de température considérable. Le dispositif est des plus simples : il se composera, le plus ordinairement, d'un vase de capacité restreinte, qu'on placera au milieu d'un vaisseau un peu plus grand, de telle façon qu'entre les deux se trouve ménagé un espace qui servira à recevoir le mélange réfrigérant.

Également, pour cet effet, on trouve dans le commerce des carafes à anse, dans l'intérieur desquelles on a ménagé une poche en forme de boule, celle-ci destinée à recevoir le mélange réfrigérant. On peut très facilement aussi se procurer des glacières construites exprès, mais celles-ci sont assez coûteuses. A quelles substances pourra-t-on avoir recours pour obtenir la réfrigération ?

Le procédé le plus simple consiste à dissoudre du nitrate d'ammoniaque dans son poids d'eau, soit, par exemple, un kilogramme de nitrate dans un litre d'eau : le refroidissement produit peut s'abaisser jusqu'à — 16 degrés. En faisant évaporer ensuite à une douce chaleur, on régénère le nitrate, qui pourra être employé en vue d'une seconde opération.

Un mélange très usité est celui de sulfate de soude (8 parties) sur lequel on verse de l'acide chlorhydrique (5 parties). Quels que soient les corps employés pour la réfrigération, il faudra toujours avoir soin d'agiter avec une baguette de bois.

Contre les piqûres d'insectes. — La venue des jours caniculaires amène à sa suite une série d'inconvénients, auxquels il sera facile d'obvier en recourant à la pharmacie de famille. Tout d'abord, comment éloigner les moustiques?

Quand tombe le crépuscule, les *culex* maudits, qui chantonnent si désagréablement à nos oreilles, deviennent enragés et mordent cruellement, plongeant leur trompe envenimée dans la blessure. Il s'ensuit de la douleur, de l'induration et de l'enflure des parties atteintes.

Pour se préserver des moustiques, il suffira de s'humecter la peau, par tout le corps, avec une grosse éponge très largement imbibée d'eau phéniquée, dans la proportion de deux cuillerées à café d'acide phénique liquide pour un litre d'eau. Il faudra avoir soin de laisser sécher le liquide sur l'épiderme. Tous les parasites s'éloigneront de vous instantanément, chassés par les vapeurs carboliques que vous exhalez d'une manière continue.

S'agit-il de résoudre l'œdème* causé par les piqûres des moustiques? On appliquera dessus un cataplasme formé de fleurs de sureau sèches délayées à l'eau bouillante, mais qu'on aura laissé tiédir.

Au surplus, avec un peu de précaution, on éviterait à coup sûr l'irruption des moustiques dans les habitations en prenant soin de fermer les volets et les fenêtres des appartements, le soir, avant d'y pénétrer avec une lampe allumée. Dans la pratique, on n'a cure de cette précaution élémentaire : les fenêtres demeurent grandes ouvertes, et les malfaisantes bestioles se ruent aussitôt vers la lumière, demeurant prisonnières en face de leur proie quand tout est enfin clos.

Parlons maintenant des piqûres de guêpes, beaucoup plus graves. Sur ce sujet, nous laisserons la parole à un homme de science, qui jadis fit connaissance avec l'aiguillon de ces hyménoptères (1) :

« Dans le courant de l'été, je fus, avec un ami, attaqué par un essaim de guêpes qui, ayant leur nid sur le bord d'un chemin, avaient été quelques minutes auparavant agacées par des passants. En un instant nous étions enveloppés par l'essaim et piqués à plus de vingt endroits : dans les cheveux et la barbe, sur la figure, au cou, aux bras, aux jambes, et même dans le dos, à travers nos vêtements. Nous nous trouvions à cinq minutes de la maison, où j'avais de l'*eau de Javel*. Je savais que le *chlorure de chaux* avait été employé contre les morsures de serpents, et j'ai pensé à appliquer d'urgence l'eau de Javel à notre cas.

Ces piqûres étaient très douloureuses, et étant donné leur nombre, pouvaient être dangereuses.

J'ai fait alors une solution d'eau de Javel au quart et

---

(1) André PIÉDALLU, *Bulletin du Muséum d'histoire naturelle;* 1909, *livr.* nº 7, p. 463.

l'ai appliquée en compresses à mon compagnon et à moi. En quelques minutes, les douleurs ont cessé, et aucune inflammation ne s'est manifestée ni sur mon compagnon ni sur moi.

J'ai pensé que cette application d'un liquide commun dans tous les ménages pouvait rendre service ; c'est pourquoi j'ai voulu la signaler.

D'ailleurs, cette dose massive au quart n'est pas, je pense, nécessaire, et la dose au dixième et même au vingtième serait, je crois, suffisante. »

La même médication simple sera aussi applicable aux piqûres d'abeilles. L'acide phénique, les fleurs de sureau et l'eau de Javel, dont il vient d'être question (pour sa préparation (voir page 47), sont compris dans les provisions indispensables de l'armoire à médicaments.

Disons encore que l'acide phénique, antiseptique* excellent et parasiticide incomparable, qu'on semble délaisser aujourd'hui bien à tort, met en fuite instantanément les légions de fourmis qui, parfois, envahissent les armoires situées à peu de hauteur du sol : il suffit d'en badigeonner les parois avec de la colle de pâte dans laquelle on aura délayé le dixième de son poids de cet acide liquide.

Les vaporisations d'eau phéniquée à 1/20, pratiquées dans l'atmosphère des appartements, en chassent les parasites de toutes sortes, si rapidement multipliés sous l'influence des effluves de la saison estivale.

Contre les inconvénients de la chaleur. — La chaleur, quand elle devient très forte, est l'un des désagréments les plus sensibles de l'été. La suractivité de l'excrétion cutanée a pour effet de retenir et de fixer à la surface de la peau les poussières répandues dans l'atmosphère. Les ablutions fréquentes sont donc de toute nécessité, mais on obtiendra un abaissement très sensible de la température du corps en faisant des affusions restreintes avec de l'eau de Cologne coupée de deux fois son volume d'eau ordinaire.

Comment se procurer de bonne eau de Cologne. En général, celle du commerce, surtout si elle est tarifée à bas prix, ne contient que peu d'alcool, presque pas ou très peu des essences d'hespéridées qui doivent en faire la base : il nous faudra donc la préparer nous-mêmes. Et voici une excellente formule, qui fournit un produit très suave. Prenez :

Essence de bergamote	10	grammes.
— de citron	6	—
— de Portugal	4	—
— de lavande	3	—
— de petit-grain	0	gr. 50
— de néroli	0	— 50
— de cannelle de Ceylan	0	— 25
Esprit de millefleurs	15	grammes.
Teinture de benjoin	15	—
Alcool à 90 degrés	1	litre.

Rien de plus facile que de réaliser cette préparation. L'alcool à 90 degrés s'achète partout. Pour ce qui regarde la « sauce » composée comme il est dit plus haut, on fera peser les éléments divers, dans la même fiole, chez un fabricant de matières premières de parfumerie, dont il suffira de chercher le nom et l'adresse dans le Bottin. L'eau de Cologne s'obtiendra par simple mélange avec l'alcool des essences, de l'esprit de millefleurs et de la teinture de benjoin. On pourra filtrer, si on le juge à propos.

Voici maintenant la formule inédite d'un *vinaigre de toilette* dont on pourra avantageusement faire usage, à la place de l'eau de Cologne. Prenez :

Essence de verveine	25	grammes.
— de bergamote	15	—
— de Portugal	15	—

Faire dissoudre le mélange des trois huiles volatiles dans un litre d'alcool à 90 degrés. Ajouter :

Acide acétique cristallisable	12	grammes.
— phénique cristallisé	4	—

Un filet de ce vinaigre ajouté à l'eau de la toilette journalière fait les ablutions rafraîchissantes et fort agréables.

Un liquide très désaltérant, en été, sera fourni par de

l'eau rougie sucrée additionnée, par verrée, de un gramme environ d'acide citrique.

Les migraines et lourdeurs de tête sont l'apanage de la période des chaleurs. Beaucoup de personnes ont recours en l'occurrence à l'eau sédative, employée en lotions sur le front, et qui agit comme révulsif, par l'ammoniaque qu'elle contient. Mais nous avons mieux. Faire dissoudre par agitation, dans deux tiers d'un verre d'eau, une cuillerée à café d'éther acétique, et employer en compresses le liquide ainsi obtenu. Par suite de son évaporation rapide, ce liquide détermine une sensation de fraîcheur des plus salutaires.

Enfin, très souvent, après une ingestion immodérée de fruits — de prunes principalement — il se déclare de la diarrhée. Nous avons sous la main le remède tout désigné, le sous-nitrate de bismuth, que le commerce livre en trochisques. On le réduira en poudre, par contusion dans un mortier, pour en faire des cachets d'un demi-gramme, par le procédé que nous avons décrit antérieurement.

IV. — Après les inondations.

Quelles précautions hygiéniques doivent être observées, pour le cas où l'on aurait été, peu ou prou, victime des crues qui ont désolé notre pays, il y a quelques années?

Il faudra nettoyer le logis de fond en comble, afin de se débarrasser tout d'abord des dépôts limoneux laissés par l'eau en se retirant. Gratter les parquets et le carreau, que l'on frottera ensuite vigoureusement avec une brosse de chiendent largement mouillée avec une solution désinfectante qu'on composera comme suit :

Sulfate de cuivre.................	1 kilogramme.
— de fer.....................	1 —
Eau de pluie.....................	25 litres.

Lessiver enfin à grande eau. Les portions de muraille atteintes par l'inondation seront l'objet des mêmes soins.

Quand tout sera bien net dans la maison, on passera les plafonds à la chaux. On procédera à toutes réparations urgentes ; enfin, on allumera du feu dans toutes les pièces, dont on pourra utilement aseptiser l'atmosphère, en faisant avec un pulvérisateur, sur les rideaux, tentures, meubles, etc., des vaporisations prolongées avec de l'alcool fortement phéniqué comme suit :

Acide phénique liquide à 50 pour 100. .	20	grammes.
Alcool à 90 degrés.	100	—

Recommandation importante pour ceux qui ont des jardins : il faudra procéder sans retard au labourage du sol à la bêche, afin de bien lui incorporer les boues laissées par les eaux, et qui, enterrées, deviennent fertilisantes. Si on les abandonnait à la surface, elles répandraient, par rapide dessiccation, dans le voisinage, des germes d'une très grande nocivité*.

Maintenant, la question de l'eau. Pour les ablutions, se contenter de puiser au robinet d'*eau filtrée* de la fontaine. Quant à l'eau de boisson, elle devra être filtrée, naturellement, et bouillie. Mais le temps a pu manquer pour ce faire, et puis, il faut bien dire que l'eau bouillie *n'est pas complètement stérilisée*, à l'encontre de ce que l'on croit généralement. L'eau ne sera entièrement privée de germes qu'à la condition d'avoir été chauffée à l'autoclave, entre 115 et 120 degrés. Comme nous ne sommes pas en état de réaliser cette condition, contentons-nous d'additionner notre eau, filtrée, de deux gouttes de teinture d'iode, par chaque carafe. Tout danger de contagion sera de la sorte éloigné. Reste l'iode. A doses infinitésimales, ce métalloïde n'a jamais fait de mal à personne — au contraire.

Les prescriptions ci-dessus peuvent s'appliquer encore au cas de tout logis simplement malpropre ou souillé par le séjour des Allemands. Ajoutons que, si l'on habite une région qui a eu à souffrir des inondations, on pourra, à titre préventif, pour diminuer la réceptivité à la malaria ou au typhus, prendre, à chaque repas, un verre à bordeaux de vin de quinquina, honnêtement préparé.

Lors des inondations mémorables de 1910, une ample publicité fut faite, à la demande de la préfecture de police, en faveur des désinfectants chlorés. Disons donc la manière de réaliser économiquement, chez soi, les procédés de désinfection par le chlore, puisque ceux-ci ont été officiellement préconisés par les pouvoirs publics.

Il a bien fallu, dans beaucoup de cas, constater que, par suite du voisinage des égouts, à Paris, les maisons qui eurent à souffrir d'infiltrations avaient été envahies par des matières putrides ou fécales, demeurées après le retrait des eaux. D'où la nécessité d'avoir recours à une désinfection brutale, comme celle qu'il est facile de réaliser avec les *hypochlorites*. Car l'eau de Javel, d'un emploi si courant dans les ménages, n'est pas autre chose que de l'hypochlorite de potasse, dont l'action utile s'exerce par un dégagement plus ou moins énergique de gaz chlore. C'est à l'époque du choléra de 1832, qu'un pharmacien de Paris, nommé Labarraque, démontra les propriétés stérilisantes et antiputrides du chlore sur l'atmosphère des endroits où l'air serait susceptible d'être vicié le plus fortement : hôpitaux, lazarets, prisons, latrines, etc. Alors comment préparer soi-même les grandes quantités d'eau de Javel dont on pourrait avoir besoin ? Disons, tout d'abord, qu'on se procurera très facilement, chez le premier marchand de couleurs venu, tous les ingrédients dont il est parlé ici. On prendra :

Carbonate de potasse (sel de tartre)..	1 kilogramme.
Chlorure de chaux sec............	2 —
Eau........................	12 litres.

Nous nous proposons de préparer une *solution mère*, dont le mélange, dans la proportion de 1 pour 5 avec de l'eau, donnera l'eau de Javel du commerce.

Délayer avec soin, au moyen d'une spatule en bois ou d'un simple bâton, dans une grande terrine, le chlorure de chaux dans les deux tiers de l'eau, et le carbonate de potasse dans l'autre tiers. Mélanger ensuite les deux liquides, qu'on laissera en contact pendant quelques heures : laisser déposer le précipité. Filtrer, et lessiver le précipité avec de l'eau, de façon à compléter exactement le volume jusqu'à dix litres. On obtiendra ainsi une « solution concentrée » d'hypochlorite de potasse, dont *un litre, étendu de quatre litres d'eau,* fournira cinq litres d'eau de Javel commune, et au même titre chlorométrique, c'est-à-dire contenant deux fois son volume de chlore.

Supposons maintenant qu'il s'agisse de désinfecter une pièce fortement contaminée de germes morbides et qu'il faille un volume beaucoup plus considérable de chlore, que celui donné par l'emploi de l'eau de Javel. On y fera des fumigations chlorées, par dégagement direct de gaz chlore. Pour cela, prenez :

Chlorure de sodium (sel de cuisine)...	250	grammes.
Bioxyde de manganèse.............	100	—
Acide sulfurique (huile de vitriol)....	200	—
Eau........................	200	—

Dans une capsule émaillée, mélangez avec soin le sel et le bioxyde; délayez avec l'eau. Ajoutez l'acide, par portions en agitant avec une tige de verre. Il se dégage du gaz chlore en vapeurs de plus en plus abondantes. On s'en va, en ayant soin de tenir la pièce parfaitement close, pendant une heure, et inhabitée. Rien ne résistera à ce procédé de désinfection.

Un moyen intermédiaire entre le lessivage à l'eau de Javel et la fumigation chlorée ci-dessous sera réalisé en délayant, au fond de quelques assiettes creuses, du chlorure de chaux sec dans du vinaigre. Le dégagement de chlore sera plus lent, mais non moins efficace.

Pendant toutes ces manipulations au chlore, qu'il faudra avoir soin de faire dehors, au grand air, on prendra les précautions nécessaires pour éviter de respirer le gaz chlore, qui est des plus délétères.

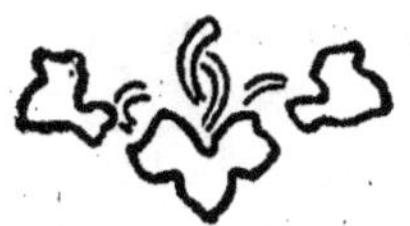

TROISIÈME PARTIE

CE QUI EST A L'USAGE INTERNE

I. — Les Potions.

On a sans doute remarqué, pour peu qu'on ait eu des malades autour de soi, avec quelle fréquence cette forme médicamenteuse, la potion, revient sous la plume du médecin, dans ses ordonnances.

C'est que la potion est susceptible d'innombrables variantes de composition. Son type le plus fréquent comporte, à la base, un sirop renfermant de fortes proportions de gomme (*julep gommeux*), et une eau distillée aromatique, ou simplement de l'eau ordinaire.

La préparation ainsi constituée sert de véhicule au médicament choisi par le médecin, médicament qui pourra s'y incorporer en dissolution, comme dans le cas d'un sel ou d'une teinture alcoolique, ou bien y demeurer en suspension à l'état pulvérulent. Il n'est pas aussi facile qu'on pourrait se l'imaginer, au premier abord, d'administrer les potions : certaines règles sont indispensables à observer que, dans la majorité des cas, le public ignore absolument ou néglige.

Chaque fois que des fioles pleines sont rapportées de chez le pharmacien, il faut commencer par reconnaître et trier avec grand soin ce qui doit s'appliquer à l'usage externe de ce qui est destiné à être absorbé : on évitera ainsi de faire boire aux malades, comme cela se produit avec une incroyable fréquence, des liniments ou « frictions » chargés de composés extrêmement toxiques.

Le médecin prescrit de prendre les potions par cuillerées à soupe ou à café, à des intervalles égaux qu'il a soin de déterminer et qu'il faut observer ponctuellement. Parfois, les fioles fournies par le pharmacien portent des graduations incrustées dans le verre et dont les divisions représentent, par exemple, le volume d'une cuillerée à soupe. Il serait imprudent de s'y rapporter, parce qu'on se trompe toujours, la pratique des manipulations faisant défaut; on aura dès lors recours, dans tous les cas, en guise de mesure, à la première cuiller venue de la capacité prescrite.

Une très mauvaise habitude s'est implantée : celle de laisser séjourner les potions dans la chambre du malade, sur la table de nuit. Il faut, au contraire, les soustraire à la chaleur et les maintenir dans un endroit des plus frais. Car les potions sont fort altérables, et la température de la pièce peut suffire à les gâter : c'est ce qui arrivera pour les « loochs huileux » notamment, dont l'huile a toujours tendance à se « séparer », effet qui a pour conséquence infaillible de dégoûter le malade.

Peu de personnes savent donner normalement les potions dont l'étiquette porte l'indication si connue : *Agiter avant de s'en servir.* Pour ce genre de potions, véhicules de médicaments non solubles, deux cas peuvent se présenter. Dans le premier, le corps insoluble est liquide et surnage la potion; dans le second, il est solide et se précipite très rapidement au fond de la bouteille, à l'état pulvérulent. Exemple : potion au kermès ou à l'oxyde blanc d'antimoine. Il faut agiter modérément, de bas en haut, pour bien mélanger, et verser aussitôt dans la cuiller. Autrement, premier cas : potion renfermant de la terpine, du benzo-naphtol ou une huile fixe ou volatile. Agiter très fortement, par secousses, de façon à diviser la couche surnageante en gouttelettes ténues intimement mélangées à la masse du liquide. Si l'on n'observe pas cette précaution, le malade avale d'un coup pour commencer toute la partie active de la potion, et comme il peut arriver que le médicament soit doué d'un goût désagréable très prononcé, il en témoignera une invincible répugnance.

Enfin, chaque fois que le médecin a prescrit un « looch blanc », il faudra exiger du pharmacien qu'il prépare la potion, *de toutes pièces, directement avec les amandes*, comme il est ordonné par le Codex, au lieu d'avoir recours aux « pâtes à loochs » du commerce, dont le moindre inconvénient est leur rancidité.

II. — Les Vins médicinaux.

Cette forme de médicament est une des plus répandues qui soient. Sa popularité a pu être favorisée, sans doute, par l'énorme publicité faite par certains liquoristes pour préconiser l'emploi, à titre d'apéritifs, des « quinquinas » ainsi nommés parce que, comme l'ont constaté de nombreuses décisions de justice, ils ne contiennent pas de principes dérivés par macération de l'écorce de quinquina, ou n'en renferment que des traces infinitésimales.

Il est peu de drogues composées que l'on prépare aussi volontiers chez soi, et peu qu'on sache produire convenablement. Tantôt, on ne sait pas choisir la drogue simple qui convient, ou bien on se trompe sur le mode de préparation du vin. D'autres fois, on achète au commerce des substances dépourvues de toute vertu thérapeutique, ou bien des « extraits fluides » dont le mélange avec le vin ne produit rien de bon. Ou bien encore, c'est le vin que l'on choisit mal.

Disons, tout d'abord, qu'il convient, lorsqu'on veut préparer un vin médicinal, de rejeter absolument les « extraits fluides pour vins ». Les vins médicamenteux doivent être, de façon absolue, produits directement avec la substance végétale convenablement divisée. Il y a donc lieu d'indiquer ici, en détail, le mode opératoire qui convient pour chaque vin. Prenons un premier exemple : le *vin de quinquina*. Pour préparer un « quinquina » qui soit simplement un tonique et un apéritif, il faudra d'abord choisir l'écorce parmi les cent et une variétés qui existent. On rejettera les quinquinas jaunes et les quinquinas rouges, qui conviennent pour produire un vin très médicamenteux, et qui serait plutôt fébrifuge. Rejeter également, sans discussion, les paquets de bois concassés vendus « pour un litre de vin » — ce n'est là, trop souvent, que de l'écorce de chêne. Au lieu de cela se procurer, chez un droguiste, un kilo ou un demi-kilo de quinquina gris *loxa*, ou quinquina sauvage.

Ce quinquina donnera un vin de goût fort agréable, peu amer et très parfumé. Pour le préparer, on pèsera autant de fois 60 grammes que l'on se proposera d'obtenir de litres de vin, puis on concassera finement les écorces dans le mortier de la pharmacie. On introduira dans un grand flacon à capacité connue d'avance, ou dans une terrine munie d'un couvercle fermant exactement. Ajouter ensuite de l'eau-de-vie de façon à baigner le quinquina : laisser en contact pendant 48 heures. Verser le vin par-dessus, moitié de la quantité en vin rouge, l'autre en vin blanc. Ce vin devra être de qualité estimable ; le meilleur est le bordeaux, authentique autant que faire se peut. Laisser macérer pendant dix jours, en ayant soin toutefois d'agiter toutes les 24 heures, afin de renouveler constamment les surfaces de contact du quinquina avec le liquide. On filtre ensuite au papier, puis on met le vin à la cave ; les bouteilles, solidement bouchées, restant couchées.

Au bout de six mois, lorsque s'est produit un abondant dépôt qui garnit toute la surface intérieure des bouteilles, on relève celles-ci au fur et à mesure des besoins, avec précaution, et on décante le vin clair, que l'on met dans d'autres bouteilles bien nettes. On bouche : le vin est alors à point pour la consommation. On pourra, évidemment, le boire aussitôt préparé, mais le produit sera beaucoup moins bon, comme il sera facile d'en faire l'expérience subséquente, pour son édification personnelle.

On pourra préparer de la même manière, le vin de quinquina avec le vin de Malaga, ou tel autre vin de liqueur qu'on voudra (grenache, marsala, madère, etc.). Mais, dans ce cas, on aura soin de ne pas mettre d'eau-de-vie sur le quinquina, afin d'éviter que le vin soit trop alcoolique; on versera directement le vin de liqueur sur l'écorce concassée.

Maintenant l'obtention du *vin de gentiane*, très usité. Prendre : racine de gentiane, autant de fois 30 grammes que l'on veut obtenir de litres de vin, concasser finement au mortier, humecter à l'eau-de-vie, le même temps que le vin de quinquina, et ajouter le vin, qui sera du vin rouge seul. Laisser macérer dix jours et filtrer.

Il est bon de consommer tout de suite le vin de gentiane. A l'encontre du vin de quinquina, le vin de gentiane se décompose par le vieillissement, et aigrit avec rapidité. On préparera, de la même façon, le *vin de colombo*. Pour faire du *vin de coca*, on prendra 30 grammes de feuilles par litre ; on les divisera avec des ciseaux en lanières fines, puis on versera dessus — sans eau-de-vie — du vin de Malaga. Même temps de macération avant de filtrer : dix jours.

Disons un mot de la préparation du *vinaigre framboisé*, aujourd'hui tombé dans un oubli immérité. Un mince filet de vinaigre framboisé, dans un verre d'eau légèrement sucrée, désaltère et rafraîchit à merveille. Pour le préparer, on prend 3 kilogrammes de framboises, que l'on introduit dans un bocal à large ouverture : on verse par-dessus 2 kilogrammes de vinaigre de vin, de très bonne qualité. Après dix jours de macération, on jette sur une toile fine. Conserver à la cave, en petites bouteilles.

III. — Les Tisanes.

Distinction à faire entre les tisanes. — La bise souffle; il pleut, il neige, il fait froid. C'est l'hiver, avec son cortège d'incommodités, de rhumes, de coryzas et autres inflammations de l'appareil respiratoire et de ses annexes. On se trouve incité tout naturellement à absorber des boissons chaudes — des *tisanes*. Mais qui sait préparer convenablement une tisane? Opération des plus simples, croit-on, mais qui nécessite quand même une connaissance approfondie de toutes les substances qui peuvent lui servir de base.

Il y a, tout d'abord, une distinction capitale à faire entre les tisanes. En premier lieu, celles-ci ne serviront qu'à désaltérer les malades, et ne seront, en tout état de cause, qu'une façon de leur faire ingérer, sous une forme plus ou moins agréable, de grandes quantités d'eau. D'autre part, certaines tisanes constitueront de véritables médicaments, et s'emploieront dans un but curatif certain.

Pour fixer les idées à ce sujet, nous citerons, comme type de la tisane-boisson, le thé ; puis, comme un spécimen de la tisane-remède, la *digestion* de salsepareille. Et encore peut-on dire qu'il serait possible de déterminer, entre ces deux variantes, une classe intermédiaire très touffue de tisanes, dont usage est fait fréquemment, par le médecin, pour seconder et accentuer les effets du traitement.

C'est en raison de ces divergences que nous n'avons pas classé les tisanes au nombre des eaux médicamenteuses — mais à leur suite — malgré que l'eau ordinaire constitue leur unique véhicule.

Le sujet qui nous occupe sera donc dominé par une préoccupation constante, le but à atteindre. S'agit-il simplement de préparer une boisson désaltérante? Dès lors, on s'attachera surtout à obtenir un liquide légèrement sapide et plus parfumé que riche en extractif. Dans la pratique, à la vérité, on ne s'en préoccupe jamais et, dès l'instant qu'il s'agit d'une tisane, chose accessoire et de peu d'importance, pense-t-on, on opère au petit bonheur.

Tout le monde connaît la *tisane de réglisse*, vulgairement dénommée « coco ». Généralement, c'est une boisson détestable, parce qu'on ne sait pas la préparer. Pour obtenir le coco, les uns se bornent à dissoudre dans de l'eau un peu d'un produit chimique, le glycyrrhizate d'ammoniaque! D'autres font macérer à l'eau froide de la racine sèche de réglisse coupée en morceaux ; d'autres encore jetteront sur celle-ci de l'eau bouillante. Tout cela donne un produit mauvais inégalement, mais mauvais. Voici comment on procédera :

Éliminons tout de suite le produit chimique sans y insister davantage. Il faut savoir que dans la racine de réglisse, par la dessiccation, se développe un principe âcre. Dès lors, celui-ci se mélangera d'autant mieux à la tisane, qu'on aura employé à son obtention de l'eau portée à une température plus élevée. Il convient donc, pour obtenir du coco vraiment appétissant à déguster, d'y employer de la racine de réglisse *fraîche*, aussi facile à se procurer que la sèche, de la râcler soigneusement pour la dépouiller de son épiderme, de la diviser dans le sens longitudinal; enfin, de la faire chauffer, pendant une heure, avec de l'eau, dans une bouillotte maintenue au coin du feu. Ensuite, on porte à la cave. Obtenu dans ces conditions, et bu frais, le coco est une boisson délicieuse, ne rappelant que de très loin la nauséabonde mixture panachée de rondelles de citron, qu'on a coutume de débiter à Paris, l'été venu, sur les places publiques.

Conseils pour la préparation des tisanes. — Il est extrêmement difficile de formuler, pour la préparation des tisanes, des règles précises et définitives. Il y a des nuances à observer pour chacune des substances mises en œuvre.

Mais ce qu'il importe de retenir tout d'abord, c'est que l'eau employée à obtenir les tisanes devra être aussi peu séléniteuse* que possible. Une eau très calcaire, en effet, ne pénètre pas suffisamment les substances végétales, et a, de plus, l'inconvénient de communiquer un goût désagréable à la boisson obtenue. Il faut donc, autant que faire se pourra, recourir à l'eau de pluie et, à son défaut, à l'eau de rivière, en ayant soin de rejeter absolument l'eau de puits.

Un mot sur les manipulations préliminaires qu'il convient d'appliquer aux matières à traiter. On s'appliquera à les choisir toujours récentes, et débarrassées des corps étrangers qui pourraient les souiller : celles qui seraient accompagnées de poussières ou de débris végétaux seront rejetées, comme ayant subi des détériorations qui les rendent inutilisables. Avec des ciseaux ou un couteau, on divisera les substances en fragments menus, qui offriront ainsi plus de surface à l'action dissolvante de l'eau. Il s'agit donc simplement, comme on voit, d'appliquer à chaque matière destinée à produire une tisane, en la considérant isolément, les procédés les plus propres à en extraire les parties utiles. Certains faits d'observation courante pourront fixer les idées à cet égard.

Sans doute on s'imaginera que toutes les racines, par le fait même de leur constitution, de la densité de leur tissu, devront être traitées par l'ébullition, et pendant un long temps. Or, la racine de rhubarbe, par exemple, cède à l'eau bouillante une quantité moindre de principes actifs, que lorsqu'elle est simplement macérée à l'eau froide. Sait-on encore, dans le même ordre d'idées, que le sel de cuisine est moins soluble à l'eau bouillante qu'à l'eau froide? Son maximum de solubilité, retenons-le, se tient aux environs de 33 degrés centigrades.

D'autre part, un bois comme le gayac, une racine rhizomateuse comme le chiendent, une semence comme l'orge, devront être bouillis pendant une demi-heure au moins, avant que d'avoir abandonné à l'eau ce que l'on se proposait d'en obtenir. Est-ce donc à dire que tous les bois, toutes les racines, toutes les semences devront être bouillis de la même façon ? Pas le moins du monde, et c'est en ceci surtout qu'il faut se garder avec soin d'aucune généralisation. Il nous faudra, en conséquence, de toute nécessité, procédant du simple au composé, envisager séparément chaque cas d'espèce courante, indiquer les doses convenables, les manières de procéder, et enfin, justifier celles-ci par des considérations d'ordre rationnel et scientifique qui, en exposant le pourquoi de la manipulation prescrite, serviront encore comme guide pour les cas particuliers et d'exception que nous ne pourrions signaler ici, sans sortir de notre sujet.

Tisanes par solution. — Nous voici parvenus à la partie concrète et pratique de notre sujet. Nous décrirons, en premier lieu, le mode de préparation des tisanes obtenues par le plus simple des procédés, la *solution.*

On dit qu'il y a « solution », quand un corps solide, plongé dans un liquide, y disparaît à l'état de parfaite incorporation. Vous mettez un morceau de sucre dans de l'eau : au bout de quelques instants, le sucre a fondu — c'est l'exemple classique de la solution.

Or, il est une boisson très souvent prescrite par le médecin et qu'on doit préparer par solution, en prenant toutefois certains soins : l'*eau de gomme.* Les proportions convenables sont de 20 grammes de gomme, pour un litre d'eau pure. On dispose la gomme dans une terrine vernissée ; on verse un peu d'eau dessus, on la lave très rapidement, on déverse le liquide de lavage. Après quoi, on ajoute le litre d'eau dans lequel on fait dissoudre la gomme, par agitation avec une cuiller. On pourrait opérer plus vite, en employant de l'eau chaude, mais alors la tisane deviendrait sujette à s'acidifier. Il serait encore possible d'obtenir l'eau de gomme, tout de suite, en employant de la gomme en poudre.

Ce moyen présenterait encore l'inconvénient de fournir une boisson moins claire et douée d'un arrière-goût désagréable. Or, il ne faut jamais oublier que les malades montrent une grande susceptibilité au point de vue de la saveur des médicaments qu'on est obligé de leur faire prendre. Notons enfin qu'on se sert quelquefois de l'eau de gomme pour couper le vin.

Par solution dans l'eau se traitera encore la manne, qu'on emploie fréquemment dans la médecine des enfants, à titre de laxatif ou de purgatif. La dose variera, suivant l'âge, entre 10 et 60 grammes, dissous à froid dans la quantité d'eau la plus restreinte possible.

Pour préparer l'*eau miellée* ou « hydromel », délayer 100 grammes de miel dans un litre d'eau tiède. On appliquera, en général, le procédé de la solution à toutes les matières facilement solubles dans l'eau, comme les pulpes (tisane de casse), les extraits (tisane de réglisse, quand elle est obtenue avec de l'extrait), les sucs concrets (eau de gomme), et les sels (eau sucrée, limonade citrique, etc.).

Tisanes par macération. — Après les boissons obtenues par simple solution, il convient de classer celles qui résultent de la *macération* d'une substance végétale dans l'eau.

Cette expression de « macération » suppose toujours l'emploi de l'eau froide; autrement, avec de l'eau tiède, ce serait une « digestion ».

D'ailleurs, l'un et l'autre de ces deux termes comportent une mise en contact prolongée de la matière à traiter avec l'eau : si celle-ci intervient à la température ordinaire, ce sera une macération.

On pourra dire de la « digestion », que c'est une macération à chaud, à la condition que l'eau ne soit jamais portée à la température de l'ébullition.

La technique de la macération est des plus simples. On dispose dans une petite terrine, dans un bol ou dans une théière, la substance soigneusement mondée et divisée. On verse dessus de l'eau ordinaire, en quantité convenable, qu'on abandonne pendant quatre heures. Pour l'emploi, on peut, soit passer la tisane, ou mieux, se borner à la décanter avec précaution, pour éviter qu'aucune particule végétale ne soit entraînée dans la boisson. Car il est à remarquer que le goût de la tisane simplement décantée est plus agréable, l'intervention des linges, flanelles ou passoires laissant toujours des traces.

Quelles sont les substances qu'il faut traiter par macération, et dans quels rapports de poids ou de volume ?

A un litre d'eau correspondront très généralement cinq grammes de matière à traiter, sauf dans le cas où le médecin aurait donné des instructions pondérales particulières. On préparera dès lors par macération les tisanes de racine de gentiane, de racine de colombo, de racine de rhubarbe, de racine de consoude, de racine de guimauve et de bois de quassia amara.

La gentiane, le colombo et le quassia amara s'emploient pour stimuler l'appétit et rétablir les fonctions stomacales dans leur ordre normal. La consoude et la guimauve sont béchiques et émollientes. La rhubarbe constitue, comme on sait, un laxatif des plus usités. Une observation nécessaire, en ce qui concerne la guimauve et la consoude. Il reste entendu que la macération de ces deux racines ne s'appliquera qu'à des tisanes de guimauve ou de consoude. Au contraire, s'il s'agissait d'eau de guimauve pour lotions externes, la racine devrait être traitée par « décoction », donc bouillie à l'eau. De même pour la consoude, dans le cas où le médecin aurait prescrit l'eau de consoude en lavements.

Tisanes par infusion. — Celles-ci forment la classe de beaucoup la plus nombreuse. Au surplus, c'est toujours par infusion qu'on a l'habitude de traiter, en économie domestique, les matières sur lesquelles on manque de notions précises. Comment doit-on préparer une infusion ?

Sans doute, tout le monde le sait, à peu près, mais encore est-il nécessaire de préciser un peu les « temps » de l'infusion. Celle-ci se réalise en jetant de l'eau bouillante sur la substance à traiter, disposée dans un récipient à couvercle, comme une théière par exemple.

Donc, pas de difficulté spéciale. Il faut néanmoins retenir que la *durée* de l'infusion ne sera pas toujours identiquement la même. On laissera infuser peu de temps — quelques minutes — les tissus végétaux légers facilement perméables à l'eau, et pendant un long temps — de une demi-heure à deux heures — les matières à tissu dense et compact. Ainsi fera-t-on pour certaines racines, comme la ratanhia, l'aunée, la bardane, la saponaire, le fraisier; pour les écorces de quinquina, les bourgeons de sapin, les tiges de douce-amère. Toutes ces substances devront subir une infusion de près de deux heures, et être employées dans la proportion de vingt grammes, pour un litre d'eau bouillante.

Pour les feuilles, d'une façon générale, la durée de l'infusion se réduira à vingt-cinq minutes environ. C'est de cette manière qu'il faudra préparer les tisanes de feuilles de bourrache, d'armoise, de chicorée, d'uva-ursi, d'eucalyptus, de jaborandi, de lierre terrestre, de pensée sauvage, de saponaire, de séné; de même seront obtenues les tisanes de stigmates de maïs, de graine de lin, de fruits d'anis. On opérera comme il vient d'être dit, mais en réduisant la dose de substance à infuser à cinq grammes par litre, pour les tisanes de feuilles d'absinthe, d'hysope, de sauge, de mélisse et de menthe.

Pour les fleurs, en principe, une infusion d'un quart d'heure sera grandement suffisante. On préparera de la sorte les tisanes de fleurs de tilleul, de mauve, de guimauve, de bourrache, de coquelicot, de violettes, de houblon, de camomille, de bouillon-blanc, de sauge, de capillaire, d'hysope et d'arnica. Cette dernière tisane devra être passée à travers un linge fin, comme aussi, autant que possible, celle de fleurs de bourrache, afin de séparer des poils qui, autrement, s'arrêteraient dans la gorge.

Enfin, on fera infuser pendant une heure, en maintenant le vase à infusion dans le voisinage du feu, les fleurs de sureau, quand l'eau qu'on veut obtenir doit s'appliquer à l'usage externe.

Signalons aussi une exception très importante, à propos des feuilles de ronce. Infusion, pour préparer une boisson, suivant les règles ordinaires. Mais il s'agit de faire de l'eau de ronces destinée à des gargarismes, qu'on additionne généralement d'un composé chimique prescrit par le médecin — chlorate de potasse, alun, etc. — les feuilles de ronce devront être, non pas infusées, mais traitées par décoction, c'est-à-dire bouillies, et ce, pendant une heure au moins. L'eau de ronce est, par excellence, le remède populaire contre les maux de gorge.

Tisanes par décoction. — Le terme *décoction* caractérise le fait de traiter une substance par l'eau, à l'état d'ébullition prolongée.

La décoction était jadis fort employée pour la préparation des tisanes. Elle a été peu à peu abandonnée, pour le plus grand nombre des produits végétaux, quand on eut acquis la preuve que l'action continue de la chaleur introduisait dans la tisane des produits de décomposition pyrogénés, qui communiquaient au liquide un goût intolérable.

On n'applique plus aujourd'hui la décoction qu'aux matières qui n'abandonnent à l'eau quelque partie de leurs composants complexes que sous l'action permanente d'une température élevée, comme par exemple l'orge, le gruau, le riz, le chiendent et le bois de gayac râpé; ou bien encore les substances animales dont on se proposerait d'extraire les principes gélatineux par ébullition prolongée avec des os, comme dans le cas du bouillon du pot-au-feu.

La durée de l'ébullition variera suivant la nature de la substance; il ne peut y avoir de règle fixe. A l'opérateur de posséder assez de sagacité pour se rendre compte, à l'aspect du liquide, si celui-ci est suffisamment chargé de principes solubles ou à l'état de suspension. Ainsi, dans le cas des eaux d'orge, de gruau et de riz, c'est l'opalescence de la tisane qui servira de critérium. Une tisane de chiendent, suffisamment bouillie, se colorera d'une légère teinte jaune, etc. Il y a là simplement une question de coup d'œil, et aussi un peu, peut-être, d'expérience acquise.

Quelles sont les matières qu'il faudra traiter par décoction, en dehors de celles déjà citées? On fera bouillir longuement les quatre-fruits (dattes, jujubes, raisins, figues), les pruneaux, la racine de fougère, le café crû, les feuilles de morelle (pour l'usage externe), les feuilles de mercuriale (pour lavements), les écorces de chêne et le lichen.

La préparation de cette dernière tisane comporte quelques explications. Il faudra tout d'abord, prenant dix grammes de lichen pour chaque litre d'eau, faire donner un bouillon seulement, puis rejeter le liquide, chargé d'un principe amer désagréable. On lave alors le lichen à l'eau froide; on ajoute dessus la quantité d'eau requise, et on fait bouillir pendant une demi-heure.

Je ne suis pas d'avis de remplacer l'eau, au fur et à mesure de son évaporation, parce que la tisane de lichen fournit un liquide mucilagineux, dont les propriétés adoucissantes se trouveraient par trop diluées.

Il reste entendu que les décoctés doivent être clarifiés, pour l'usage, par passage à travers une passoire fine ou une petite étamine de flanelle.

Exceptionnellement, on ne « passera » pas la tisane de kousso ; la poudre, bouillie quelques minutes, devant être avalée avec le liquide. On sait que le kousso est l'un des spécifiques les plus employés pour l'expulsion du ver solitaire.

IV. — Les Sucs végétaux.

Sucs herbacés et sucs acides. — Nous aborderons, maintenant, des généralités dont la connaissance est indispensable pour parvenir à produire, chez soi, une forme de médicaments des plus usités, les sirops. Il convient de rappeler, au surplus, le rôle considérable dévolu aux *sucs végétaux* dans l'industrie et dans l'alimentation. Citons quelques exemples.

Sucs végétaux, le vin et le cidre. Le sucre n'est autre chose que le produit du traitement et de la concentration des sucs de canne et de betterave. Où les industries automobiles puisent-elles les énormes quantités de caoutchouc qui leur sont nécessaires, si ce n'est dans les vaisseaux lactifères des grands *Ficus* des pays tropicaux, dont on sait récolter le suc? N'est-ce pas dans l'infinie variété des pins, sapins et *Abies* que l'on trouve les arbres dont on fait exsuder les térébenthines, celles-ci n'étant que des sucs résineux? L'*opium,* si utile à l'art de guérir, est constitué dans son entier par le suc desséché de la capsule du pavot sommifère.

Cette utilisation par l'homme de la sève des plantes est générale. Cette sève, élaborée directement par les végétaux, renferme une foule de matériaux qui, employés en nature ou modifiés, reçoivent des applications pratiques multiples, comme nous venons de le constater. La sève est aux végétaux ce que le sang est aux animaux, avec cette différence, toutefois, que, tandis que le sang tient en suspension les globules, dans la sève les principes qui la constituent y sont à l'état de dissolution.

Les sucs végétaux susceptibles de nous intéresser sont les sucs herbacés et les sucs acides; les premiers, extraits de plantes comme la chicorée, le cresson, la fumeterre, etc., les seconds, fournis par les fruits acidulés, comme les groseilles et les cerises. Les sucs herbacés peuvent être consommés directement, c'est le cas du *jus d'herbes*. Ou bien, ils peuvent servir à la préparation d'un sirop. Exemple : sirop de fumeterre.

Ces sucs s'obtiennent très facilement, dans tous les cas, par simple contusion de la plante dans un mortier ou dans une terrine de grès, avec un pilon de cuisine. On soumet le magma à l'expression dans une petite presse à viande. Le suc qui en découle est coloré en vert : il suffit de le chauffer aux environs de 100 degrés et de jeter sur un filtre, pour obtenir un liquide brun qui servira aux usages auxquels on le destine. La chlorophylle ou substance verte est restée sur le filtre, emprisonnée dans l'albumine végétale coagulée par la chaleur.

Comment préparer les sucs de cerise, de groseille et de framboise, en vue d'obtenir le sirop correspondant? Voici une méthode générale. On écrase les fruits entre les mains, au-dessus d'un tamis de crin. Le jus qui a découlé doit être abandonné à lui-même, à la cave, dans une jarre, pendant un jour ou un jour et demi, jusqu'à ce qu'il y ait subi une légère fermentation, ce qui se reconnaît à la présence de milliers de moucherons qui volètent au-dessus de la jarre. On passe le suc à travers une étoffe ou étamine de laine, ou bien on le filtre. Si on ne le transforme pas tout de suite en sirop, on le conservera en le versant bouillant dans des bouteilles de grès et bouchant aussitôt.

Passons au suc de coing. On essuie les fruits avec un linge rude, puis on les réduit en pulpe, au moyen d'une râpe. On presse fortement dans une toile de treillis tordue. On soumet le suc à la fermentation, on le filtre, et on le conserve comme il a été dit plus haut, à moins, ce qui est plus simple, qu'on ne le transforme sans délai en sirop de coing, remède populaire contre les maux de ventre et les diarrhées.

Jus d'herbes. — Beaucoup de personnes ayant pris l'habitude, au printemps, de faire une cure dépurative au jus d'herbes, dont elles éprouvent les effets bienfaisants, s'adressent à un pharmacien, lequel se charge de livrer, tous les jours, à telle heure déterminée, une fiole de la contenance de 120 grammes remplie d'un liquide transparent et noir comme du café, qu'on avale au saut du lit. Pourquoi ne pas préparer soi-même son jus d'herbes? Il ne s'agit là que d'une manipulation des plus simples, et qui exige seulement quelques soins.

De quelles plantes se composent les herbes dont on se propose d'extraire le jus? Officiellement, de laitue, cresson, chicorée et fumeterre. Les trois premières « herbes » se trouvent partout : on se procurera facilement la quatrième, à l'état frais, chez les herboristes ou, à Paris, au marché aux plantes médicinales fraîches qui se tient sur le « carreau » rue de la Poterie, dans le quartier des Halles, le samedi matin jusqu'à 8 heures. On pourrait d'ailleurs, sans grand inconvénient, supprimer la fumeterre.

Pour préparer le jus, on commence par nettoyer les plantes de leurs parties altérées ou des corps étrangers qui les souillent, puis on les coupe en menus fragments, qu'on malaxe à l'aide d'un pilon de cuisine en bois, dans une terrine grossière en terre cuite. De l'opération résulte une pulpe, qu'on introduit dans une petite presse à viande; on exprime et il s'écoule un jus épais d'une belle couleur verte. On verse ce suc à l'intérieur d'un filtre en papier disposé dans un petit entonnoir placé sur une fiole de capacité suffisante.

Mais les sucs végétaux étant susceptibles de s'altérer par la chaleur, c'est à la cave qu'il faut, le soir pour le lendemain matin, laisser s'opérer cette filtration, qui demande un temps relativement long. Les premières portions du liquide qui passent étant légèrement colorées en vert, par suite de l'entraînement d'un peu de chlorophylle, il convient de les reverser sur le filtre.

On pourrait, dans la réalité, filtrer tout de suite en chauffant préalablement, dans une petite capsule de porcelaine, le jus à la température de 70 degrés environ. Seulement, cette manipulation a pour effet de séparer, en la coagulant, l'albumine végétale dissoute dans le liquide. Celle-ci retient, dans son coagulum, avec la chlorophylle, une certaine proportion de principes actifs, ce qui à l'inconvénient de diminuer la valeur thérapeutique* du jus. On observera que, chauffé, le jus se trouve beaucoup moins coloré que quand la filtration a été faite à froid.

On peut, pour remplacer le sirop antiscorbutique, si usité dans la médecine des enfants, préparer de façon identique un « suc antiscorbutique », avec des feuilles fraîches de cresson, de cochléaria et de ményanthe, dont il est facile de conserver de petites provisions, à la condition que ce soit dans un endroit très frais ou à la cave.

V. — Les Sirops.

Définition. — Les « saccharolés », liquides à consistance visqueuse, dénommés *sirops*, sont des préparations universellement usitées, non seulement dans la thérapeutique des maladies, mais encore dans les diverses applications de l'économie domestique. Car on peut citer, à côté des sirops du premier type, ceux se rapportant au second, comme les sirops de grenadine, de gomme, d'orange, de citron, etc.

Les sirops sont, au demeurant, des solutions de sucre de canne concentrées vers leur point de saturation, et chargées soit de principes médicamenteux, soit de substances qui participent à la fois de la qualité du remède et de celle de produits destinés à des fins alimentaires ou simplement hygiéniques. Exemples : sirop de cerise, sirop de fleur d'oranger, sirop de groseille, sirop de coing, etc.

Tous les véhicules connus, dissolvants du sucre, sont utilisés à leur préparation : l'eau (sirop simple) ; les sucs végétaux (sirop de fumeterre); les sucs acides (sirop de groseille); les infusés de plantes ou parties de plantes sèches (sirop de gentiane); le vin (sirop de quinquina au vin) ; le vinaigre (sirop de vinaigre framboisé), et ainsi de suite.

Tout d'abord, quelle est l'origine du mot? On disait, jadis, à ce qu'il paraît, *essyrot*, et on prétendait que le mot venait de l'arabe « schirab », qui veut dire « boisson ». Il me semble beaucoup plus probable que « sirop » a des racines grecques : συρω, je tire, et οπος, suc. Dans tous les cas, les sirops étaient fabriqués, jadis, avant qu'on sût produire le sucre par grandes quantités, avec du miel.

Avantages principaux. Préparation. — Les sirops présentent deux avantages principaux : 1° Ils sont de bonne conservation et permettent de garder, toute l'année, des produits susceptibles de détérioration spontanée; 2° Ils facilitent beaucoup l'administration de certaines substances médicamenteuses, dont ils masquent la saveur désagréable. Quel que soit le liquide employé à la confection d'un sirop, il est une chose qu'il faut avoir toujours présente à l'esprit : la proportion du sucre à y faire fondre. Qu'on se rappelle, en conséquence, que, *pour un kilogramme d'eau pure, il faut 1 750 grammes de sucre*. C'est ici une indication très générale que je donne. Pour l'établissement de ce chiffre de 1 750 grammes, j'ai tenu compte de l'évaporation du liquide pendant les quelques minutes de l'ébullition. Car, *si on préparait le sirop à froid*, il faudrait prendre 1 800 grammes de sucre. D'ailleurs, pour les personnes à qui manque le coup d'œil professionnel, on a construit de petits appareils (*pèse-sirops*), dont le degré 30 de la graduation, dans le sirop bouillant, indique que celui-ci est « assez cuit ». Mais, comme tout le monde ne sait pas se servir du pèse-sirops, en tenant compte du *ménisque*, le plus simple est encore de peser exactement, à la balance, sucre et véhicule, dans les proportions qui viennent d'être indiquées.

Car il est important que le sirop soit à point. Trop liquide, il fermente, pendant les chaleurs de l'été, et est alors inutilisable. Y a-t-il trop de sucre? Le sirop laisse déposer, le long des bouteilles, le sucre en excès. Puis le travail de cristallisation continuant, le sirop devient trop fluide, et on retombe dans le premier inconvénient.

Pour faire un sirop, il faut mettre en œuvre des liquides

parfaitement clairs et limpides. On les clarifie préalablement, si besoin est, en les portant à l'ébullition avec de l'albumine d'œuf qu'on y a délayée, puis en les passant à travers une petite étamine de laine. Généralement, l'addition du sucre ne nécessite ensuite aucune filtration subséquente. Toutefois, s'il était besoin de séparer des corps étrangers, il suffirait de passer chaud à la flanelle.

Les sirops, une fois préparés, doivent être embouteillés dans des récipients de petite capacité, de façon à ne pas se trouver indéfiniment en vidange, circonstance qui favoriserait leur décomposition ultérieure. Nous allons décrire, maintenant, la technique de la préparation des sirops.

Sirop de sucre. — Commençons, tout d'abord, par expérimenter la préparation du *sirop simple* ou *sirop de sucre*. Car c'est celui qui en pharmacie sert de base à un très grand nombre de sirops composés. Une recommandation importante : ne se servir que d'ustensiles d'une propreté parfaite.

On pèsera donc dans un vaisseau en émail 1 750 grammes de sucre très blanc cassé en morceaux. Verser par-dessus 1 kilogramme d'eau de source filtrée. Porter sur le feu, agiter avec une spatule ou une cuiller, pour hâter la dissolution du sucre, laisser venir à l'ébullition et, après un bouillon de cinq minutes, retirer du feu. Si on a observé toutes les recommandations de propreté désirables, il ne sera nul besoin de « passer » le sirop. Cependant, au cas ou celui-ci serait souillé par des corps étrangers quelconques, le jeter sur un carré de flanelle tendu sur un cadre de bois armé, à ses quatre angles, de quatre clous, la pointe en l'air (voir page 19). On embouteille le sirop quand il est refroidi.

Grâce à ce sirop simple, nous allons établir, avec la plus grande facilité, les sirops de citron et d'orange qui, étendus d'eau fraîche, en été, fournissent une boisson très désaltérante. Faire, en premier lieu, un *sirop citrique*. On prend :

Acide citrique..................	15	grammes.
Sirop de sucre..................	1 000	—

On dispose l'acide citrique au fond d'un mortier de porcelaine ; on le pulvérise. Faire chauffer un peu d'eau, qu'on versera bouillante sur l'acide, juste la quantité nécessaire pour le dissoudre — environ 20 grammes. Mélanger au sirop de sucre, en agitant. Pour obtenir le *sirop de limon* (ou de citron), ajouter à 500 grammes du sirop citrique, 10 grammes d'alcoolature de zestes de citrons. L'addition d'alcoolature de zeste d'oranges, dans les mêmes proportions, fournira du sirop d'orange. Ces deux alcoolatures s'obtiennent très simplement à la maison, en faisant macérer dans de l'eau-de-vie forte des zestes enlevés à l'écorce de citron ou d'orange, qu'on aura ensuite découpés en petites lanières avec des ciseaux (voir page 76).

Autre type de sirop — le *sirop de fleur d'oranger* qui, additionné d'eau, le soir, donnera une excellente boisson antispasmodique et calmante pour la nuit. On introduit dans une terrine vernissée :

Eau de fleur d'oranger...............	500 grammes.
Sucre blanc.........................	900 —

Agiter de temps à autre, et à froid, pour parfaire la complète dissolution du sucre. Filtrer à travers une flanelle neuve disposée au-dessus d'un entonnoir de verre. Préparons maintenant les sirops de cerise, de groseille, de framboise et de coing. Nous avons vu page 63 comment on obtenait le suc de ces fruits. Prenez uniformément :

Suc..........................	1 000 grammes.
Sucre blanc..................	1 700 —

Portez sur le feu. Maintenir l'ébullition pendant dix minutes; passer, s'il y a lieu. On observera qu'ici la proportion de sucre a un peu diminué, ce qui tient à ce que les sucs ci-dessus dénommés ont une densité supérieure à celle de l'eau.

Révélons aussi la recette qui servira à obtenir un sirop des plus demandés dans les pharmacies — le *sirop de Tolu*, Acheter chez un droguiste 250 grammes de baume de Tolu, qu'on disposera au fond d'un pot en faïence de la contenance d'un litre et demi. Remplir avec de l'eau, et introduire dans un bain-marie chaud. Laisser digérer deux heures, en remuant, dans l'eau du pot, avec un bâton, le baume de Tolu liquéfié par la chaleur. Laisser refroidir. Décanter l'eau aromatique, qu'on additionnera de 1 800 grammes de sucre par litre, pour faire un sirop à froid, comme il vient d'être dit pour celui de fleurs d'oranger. *Le même baume de Tolu peut resservir pendant un an au moins!*

Nous avons besoin de sirop de gomme? Prenez :

Gomme petite blanche............	1 000 grammes.
Eau...........................	1 500 —

Laver la gomme avec un peu d'eau, à deux reprises; la faire dissoudre par agitation dans la quantité d'eau prescrite, passer à la flanelle. D'autre part, porter à l'ébullition 8 litres de sirop de sucre, y ajouter la gomme fondue, et passer au premier bouillon. On peut, naturellement, fragmenter à loisir les quantités indiquées ci-dessus.

Décrivons un type de sirop médicamenteux préparé par infusion, le *sirop de gentiane*. Prenez :

Racine de gentiane..............	100 grammes.
Eau bouillante..................	1 500 —

Jetez l'eau sur la racine, dans une terrine de grès.

Laisser infuser six heures; passer à travers un linge.

Peser la colature obtenue et, pour la transformer en sirop, y ajouter du sucre, dans la proportion de 175 grammes pour 100. Terminer à chaud, comme il a été dit déjà. Cette formule pourra servir pour toutes les autres drogues simples dont on voudra obtenir un sirop.

Le *sirop d'écorce d'orange* est un produit de grande consommation : préparons-le donc nous-mêmes. On prend :

Écorces sèches d'oranges en rubans...	100 grammes.
Eau-de-vie forte..................	150 —

Laisser en contact, en vase clos, pendant un jour. Verser par-dessus un litre d'eau presque bouillante : laisser infuser six heures. Passer à la flanelle, et convertir en sirop le liquide en l'additionnant de sucre (175 pour 100). Passer au premier bouillon.

Maintenant, que l'on retienne ceci : toutes les maisons de droguerie vendent des « extraits fluides » pour sirops, dont une certaine proportion, indiquée sur les étiquettes, ajoutée à du sirop de sucre, fournit instantanément le sirop désiré. Procédé simple, facile et commode. Mais les sirops ainsi obtenus sont bien loin de valoir ceux préparés *directement.*

Sirop de raifort composé. — Vu son importance, aussi bien dans la médecine des enfants, que comme dépuratif général employé seul ou à la base de certaines préparations spécifiques plus actives, nous consacrons un chapitre spécial au *sirop de raifort composé*, communément désigné sous le nom populaire de « sirop antiscorbutique. »

Malgré les complications de son procédé officiel de préparation, décrit au *Codex* medicamentarius*, et qui exige l'emploi d'un appareil distillatoire, il est néanmoins possible, en esquivant les difficultés, de l'obtenir excellent, à la maison, et à très bon compte. Le sirop qu'on obtiendra par le procédé décrit ci-dessous aura, à tout le moins, le mérite de valoir beaucoup plus que celui qu'on pourra avoir l'occasion d'acheter dans les pharmacies et qui, sept fois sur dix, aura été fabriqué par simple mélange de l'un de ces extraits fluides dont nous parlions precédemment, avec du sirop de sucre, en proportions calculées. Et qu'on ne croie pas que notre formule ne sera pas aisément réalisable, parce qu'elle nécessite l'emploi de deux simples à l'état de fraîcheur : le premier herboriste venu se chargera de les fournir, à moins que l'on ne préfère, si on habite Paris, se les procurer au marché aux plantes médicinales fraîches.

Ceci dit, prenez :

Cochléaria frais	200	grammes.
Raifort frais	200	—
Cresson	1	botte.
Ményanthe sèche	20	grammes.
Écorces d'oranges amères en rubans	40	—
Cannelle de Ceylan	10	—
Sucre blanc	1 200	—
Vin blanc	1	litre.

Quand on a réuni toutes les substances ci-dessus désignées, pesées et mesurées exactement, on choisit une terrine en grès vernissé sur laquelle on adapte un couvercle bouchant aussi exactement que possible. On vide dans la terrine le litre de vin blanc. Puis on hache menu, à la façon des épinards, les feuilles de cochléaria et le cresson, que l'on mélange au vin blanc, dans le vase qui le contient. On coupe ensuite en petits fragments les feuilles sèches de ményanthe et les rubans d'écorces d'oranges : on divise la cannelle grossièrement, par contusion dans un mortier. Ces trois substances : ményanthe, écorces d'oranges et de cannelle sont mises dans la terrine, avec le cochléaria et le cresson. On y adapte le couvercle, aussi exactement que possible, et on laisse le contenu en contact pendant dix jours. Ce laps de temps écoulé, verser le tout dans une passoire disposée au-dessus d'un récipient *ad hoc*, pour séparer des parties végétales solides le liquide qui s'écoule. Exprimer fortement le résidu de la passoire dans une petite presse à jus de viande, et joindre ce liquide au premier. D'autre part, coupez en rouelles minces, à l'aide d'un couteau bien tranchant, le raifort, que vous aurez conservé à la cave, pendant le temps de la première macération. Chaque rouelle de raifort sera pilée vivement, dans un mortier, avec un morceau de sucre ou deux, — ne pas s'émouvoir de l'odeur très forte qui monte aux yeux et aux narines. — On procède de la même façon pour toute la quantité du raifort, en incorporant l'un à l'autre, par contusion, les 1 200 grammes de sucre et les 200 grammes de racine fraîche. On a obtenu ainsi une sorte de saccharure. Sur celui-ci disposé au fond d'une terrine, on versera le liquide provenant de la macération aromatique préparée précédemment avec cochléaria, cresson, etc. Laisser en contact pendant douze heures. Après quoi on portera la terrine au bain-marie, pour que son contenu puisse y subir l'action d'une très douce chaleur. Agiter pour favoriser la dissolution du sucre incorporé au raifort : abandonner au bain-marie pendant une heure.

Disposer, d'autre part, un entonnoir sur un litre bien sec

et propre, en ayant soin d'intercaler entre la douille de l'entonnoir et la surface intérieure du col du litre, un papier plié en plusieurs doubles, pour maintenir l'égalité de pression *intùs et extrà*. Garnir l'intérieur de l'entonnoir d'un carré de flanelle neuve et y verser, par portions, le mélange sortant du bain-marie. Le liquide qui s'écoule est le sirop antiscorbutique. Cette recette donne un produit irréprochable comme aspect, odeur et propriétés actives.

VI. — Les Eaux médicamenteuses.

Eau albumineuse. — Pour notre commodité, nous désignerons sous le nom d'eaux médicamenteuses toutes les eaux chargées, dans un but thérapeutique, de principes médicamenteux fixes ou volatils par l'un des procédés suivants : simple mélange, digestion, macération, infusion, décoction et distillation. Ce que signifient exactement ces diverses appellations techniques, nous le dirons tout en suivant.

Aussi bien convient-il de procéder du simple au composé, en décrivant tout d'abord le mode d'obtention de celle des eaux médicamenteuses qui s'obtient par la manipulation la moins compliquée, le simple mélange. Nous voulons parler de l'*eau albumineuse* ou *eau de blancs d'œufs*, dont personne ne devrait ignorer l'efficacité comme antidote*, dans les cas d'empoisonnement par des sels métalliques surtout, comme le vert-de-gris, le sublimé, les composés de l'arsenic, etc. Ce qui ne veut pas dire du tout que l'eau albumineuse soit contre-indiquée dans les autres genres d'intoxication, — au contraire. Car toutes les fois que, en suite d'une erreur d'absorption ou pour toute autre cause, une personne présente des symptômes d'empoisonnement, il faut lui administrer de l'eau albumineuse, à doses massives, jusqu'au vomissement, et recommencer, en attendant que le médecin, survenu, puisse préciser le contre-poison spécial qui convient. Disons tout de suite que, à elle seule, l'eau albumineuse est le véritable antidote des sels de mercure, par conséquent de ces dissolutions de sublimé qui sont devenues d'un usage journalier dans l'hygiène domestique. Seulement, dans les cas d'ingestion de sublimé, il est essentiel que la médication par l'albumine soit dirigée par le médecin parce que, le sublimé jouissant de la singulière propriété de former avec le blanc d'œuf un composé insoluble qui se redissout dans un excès d'albumine, il s'ensuit — *mais dans ce cas seulement*, insistons-y — qu'en voulant trop bien faire, pour avoir gorgé le malade d'eau albumineuse, on ait précisément rendu son cas désespéré ! C'est ici une question de dose, dont seul le médecin peut être juge, suivant les occurrences. Voici maintenant la formule de l'eau albumineuse. Prenez :

Blancs d'œufs	4	
Eau de fontaine	1 000	grammes.
Eau de fleurs d'oranger	10	—

On commence par battre, à l'aide d'un petit balai d'osier, les quatre blancs d'œufs avec une petite portion de l'eau, afin de déchirer les cellules qui entourent l'albumine, puis on ajoute peu à peu le restant. Passer à travers un petit carré de flanelle, y verser l'eau de fleur d'oranger. Bien entendu, si on n'a pas d'eau de fleur d'oranger sous la main, on s'en passe. Celle-ci n'a pas d'autre objet que d'aromatiser l'eau albumineuse : son utilité est donc des plus secondaires.

L'albumine d'œuf a encore un emploi fort répandu dans la clarification des liquides. Mais alors, il faut la délayer dans très peu d'eau, trois à quatre fois son volume seulement, l'ajouter au liquide froid et porter lentement à l'ébullition. En se coagulant, le blanc d'œuf emprisonne dans une sorte de réseau les corpuscules en suspension à l'état d'impuretés dans le liquide, qu'il suffit de jeter sur une étamine pour obtenir limpide.

Eau de goudron. — Il n'est personne qui n'ait remarqué, dans les restaurants du dernier ordre, ces cruches en terre vernissée d'où émerge un éclat de bois grossièrement taillé. Le liquide qu'elles contiennent se montre opalescent, et exhale une odeur fortement désagréable, — c'est de *l'eau de goudron*, très généralement mal préparée. Aussi la boisson est-elle douée d'une saveur âcre et répugnante. C'est que certaines précautions sont à observer, voire pour réaliser les préparations même les plus simples. Comment faut-il procéder pour obtenir l'eau de goudron potable.

On verse du goudron végétal purifié — une cuillerée à soupe approximativement — dans une cruche de grès d'une capacité de deux litres environ. On remplit avec de l'eau distillée ou de l'eau de pluie, et on agite avec une spatule de bois : laisser en contact pendant vingt-quatre heures. Après quoi, on *rejette* cette première eau, que l'on remplace par d'autre eau distillée ou de pluie. On laisse en contact pendant huit à dix jours; on décante et on filtre.

L'eau préparée dans ces conditions n'est pas désagréable à boire. Soulignons un point important : ne pas employer, pour faire l'eau de goudron, l'eau qui coule sur les éviers, à Paris. Car, celle-ci étant séléniteuse, un peu du sulfate de chaux qu'elle contient est *réduit*, c'est-à-dire décomposé, et il se forme du sulfure de calcium qui, à son tour, se dédouble, en fournissant de l'hydrogène sulfuré. Il est donc indispensable de se servir d'eau distillée ou, à son défaut, d'eau de pluie.

L'eau de goudron est assez peu chargée en principes médicamenteux, malgré son odeur et sa saveur caractéristiques. Aussi a-t-on proposé divers moyens pour augmenter sa teneur en matières solubles. Voici un procédé qui répond à peu près à ce desideratum. On prend :

Goudron végétal des Landes.......	5	grammes.
Sciure de bois de sapin...........	10	—
Eau distillée....................	1 000	—

Diviser le goudron, en le pistant avec la sciure de bois. Ajouter l'eau, et laisser en contact pendant deux jours en ayant soin d'agiter de temps à autre; filtrer avant l'emploi.

On a préconisé, ces dernières années, au titre de remède omnibus, des liqueurs de goudron soi-disant concentrées, avec lesquelles on peut préparer instantanément, par simple mélange, une eau de goudron très montée en couleur.

Ces liqueurs sont tout uniment des solutions intégrales de goudron, solutions réalisées grâce à l'intervention d'un alcalin. On peut, à volonté, les reproduire chez soi en mélangeant :

Goudron végétal	25	grammes.
Bicarbonate de soude	22	—
Eau	1 000	—

On broie ensemble, dans un mortier, le goudron et le bicarbonate avec un peu d'eau. Ajouter peu à peu le reste du liquide, puis filtrer. Une cuillerée à soupe de cette solution donnera un litre d'eau de goudron, d'ailleurs complètement dénaturée par l'addition du bicarbonate alcalin.

L'eau de goudron retient quelque peu des composés complexes qu'on a réussi à isoler du goudron : de la créosote, du gaïacol, du créosol, de l'oxyphénol, etc. C'est par excellence le remède populaire des inflammations du poumon d'origine parasitaire. Nous croyons sa réputation quelque peu usurpée.

Eau purgative de Sedlitz. — Mentionnons au cours de ce nécessaire exposé des modes pratiques d'obtention de médicaments très usuels dont l'eau est le véhicule, la préparation très simple d'un purgatif auquel on a recours, avec la plus grande fréquence. Nous voulons parler de l'*eau de Sedlitz*. Rien n'est plus élémentaire que sa préparation. On prend :

Sulfate de magnésie	30	grammes.
Bicarbonate de soude	4	—
Eau ordinaire	650	—

On fait dissoudre les sels dans l'eau : on filtre sur une bouteille en verre très fort, pour le bouchage de laquelle on apprête un liège conique neuf pénétrant à frottement très dur dans le goulot. On entoure la bague du goulot d'une ficelle disposée de telle sorte qu'il suffise de tirer sur les deux extrémités, pour recouvrir le bouchon, en son diamètre de circonférence supérieure, par un lien solidement noué. Puis on pèse 4 grammes d'acide tartrique cristallisé, qu'on concasse grossièrement sur le papier qui le contient. On plie celui-ci en rigole, et on fait rapidement couler l'acide dans la bouteille : on bouche aussitôt, et on assujettit solidement avec la ficelle.

Il faut savoir que la présence ici du bicarbonate de soude et de l'acide tartrique n'a de raison d'être que pour gazéifier l'eau. L'acide décompose le bicarbonate, pour former du tartrate de soude, en libérant son gaz carbonique, dont le développement fait pression sur les parois de la bouteille et sur le bouchon, avant de se dissoudre dans l'eau.

L'eau de Sedlitz se prépare aussi avec 45 et 60 grammes de sulfate de magnésie, suivant que la personne à qui elle est destinée est plus ou moins facile à purger. Prise par verrées, le matin, de dix en dix minutes, et suivie de l'ingestion de bouillon aux herbes, elle constitue un excellent purgatif, dont devraient faire usage, au moins une fois l'an, les personnes obèses, ou ayant des prédispositions à la fatale congestion.

VII. — Les Alcoolatures et les Teintures.

Ces préparations sont celles que l'on peut réaliser, le plus facilement du monde, en faisant macérer dans de l'alcool, à un degré convenable, des substances d'origine végétale fraîche : en aura alors une *alcoolature* — ou des substances sèches — ce qui donnera, dans ce cas, une « teinture ».

Les alcoolatures qui nous intéressent sont, à l'exclusion de toutes autres, celles de citron et d'orange. Pour les préparer, on pèlera, avec un couteau bien aiguisé, l'écorce de ces fruits, pour chaque cas particulier, de façon à en enlever le *zeste*, en cherchant à éviter la partie blanche (mésocarpe) du citron ou de l'orange. On obtiendra, de la sorte, des lanières de pelures que l'on coupera en petits morceaux avec des ciseaux. Introduire dans un flacon, puis verser par-dessús le double de son poids d'eau-de-vie très forte. Pour l'usage, on prélèvera un filet, sans filtrer. Ces deux alcoolatures d'orange et de citron trouvent leur emploi, comme nous l'avons vu précédemment (p. 67-68) dans la préparation des sirops de limon et d'orange. On s'en sert également beaucoup en économie domestique, pour communiquer du parfum à certaines catégories d'entremets et de pâtisseries. On voit par là quel intérêt pratique s'attache à savoir les obtenir, ce qui est au demeurant une opération des plus simples.

Y a-t-il intérêt à conserver à la maison certaines *teintures*, et par conséquent, à savoir préparer celles-ci obtenues, comme nous venons de le dire, par macération alcoolique des matières végétales sèches. Certainement oui. La teinture d'arnica, par exemple, est une de celles qui peuvent beaucoup nous intéresser, à cause de son usage *intus et extra*. Pour préparer la teinture d'arnica, on introduira, dans un flacon à très large ouverture, 100 grammes de fleurs d'arnica, puis on versera dessus 500 grammes d'alcool à 60°. Mais comment obtenir l'alcool à 60° ? On pèsera :

Alcool à 90 degrés..................	650	grammes.
Eau pure ou de pluie..............	350	—

pour avoir un kilogramme de l'alcool au degré voulu, ou la moitié de ces quantités, si l'on tient à ne préparer que la quantité exigée d'alcool à 60° pour la teinture. Laisser macérer pendant dix jours l'arnica dans le liquide. Retirer alors du flacon le magma et l'introduire dans la cuve d'une de ces petites presses à viande que l'on rencontre dans l'attirail culinaire des ménages bien outillés et bien tenus. Presser fortement, afin d'extraire toute la teinture que retient la substance végétale. Filtrer.

La teinture d'arnica, nous l'avons vu (p. 38), s'emploie à l'intérieur, en guise d'excitant, à la dose de dix à douze gouttes, dans un demi-verre d'eau sucrée, dans les cas d'évanouissements causés par les accidents de toute nature dont la vie de chacun de nous est menacée à tout instant, surtout dans les grandes villes. On emploie encore beaucoup la teinture d'arnica, dans la médication externe d'un certain nombre de traumatismes, à l'expresse condition *qu'il n'y ait pas plaie.*

Rien de plus facile encore que la préparation de ce qu'on est convenu d'appeler l'*esprit de menthe* — en réalité *alcoolé de menthe*, ou *teinture d'essence de menthe*. Prenez :

Essence de menthe très fine..........	5 grammes.
Alcool à 90 degrés..................	95 —

On obtiendra 100 grammes d'esprit de menthe, qu'il ne sera pas nécessaire de filtrer pour l'usage.

On retiendra que, d'une façon très générale, les teintures s'obtiennent en macérant, pendant dix jours, la matière végétale finement divisée, dans de l'alcool à 60°, à la condition d'observer la proportion de un de la première, pour cinq du second; par exemple, on prendra 100 grammes de quinquina, de gentiane, de colombo, que l'on mettra en contact avec 500 grammes d'alcool à 60°, pour obtenir les teintures correspondantes.

La teinture de vanille peut être d'une certaine utilité, tout au moins en économie domestique. On prend :

Vanille.........................	10 grammes.
Alcool à 80 degrés..................	100 —

Soit 85 grammes d'alcool à 90°, et 15 grammes d'eau. Ce dosage fait exception, comme on voit, à ce que nous disions plus haut. Pour diviser la vanille convenablement, avant de la faire macérer dans l'alcool, il faut la couper en petits fragments, puis piler ceux-ci, dans le mortier de la pharmacie, avec un morceau de sucre. Le rôle du sucre, ici, est d'absorber l'humidité de la vanille, dont la gousse contient, on le sait, une pulpe pâteuse. Pour se servir de la teinture, qu'on peut laisser macérer indéfiniment, on se contentera de décanter, sans agiter le fond du vase qui la renferme.

Nous traitons plus loin de la préparation de la teinture d'iode (voir : *Ce qui est à l'usage externe* : Les révulsifs, page 99).

VIII. — Les Limonades.

Ce sont, en général, des boissons que l'on donne à boire aux malades, comme désaltérant. Les *limonades* constituent, au demeurant, des tisanes, mais des tisanes acides.

Le type de limonade le plus simple est celui que l'on obtient en traitant par de l'eau chaude des citrons coupés en tranches : c'est la limonade commune. Voici comment on la prépare.

On prend deux citrons que l'on coupe en rouelles, en ayant soin d'éliminer les pépins, qu'on rejette. Disposer au fond d'une cruche de la contenance d'un litre, et verser dessus de l'eau bouillante, jusqu'aux bords du vase; ajouter le sucre. La boisson est bonne à consommer, sitôt qu'elle est refroidie. On peut également réaliser la confection de cette tisane par macération, c'est-à-dire en versant de l'eau froide sur les tranches de citrons et laissant en contact pendant quelques heures, avant l'usage. Voici encore un procédé qui donne un produit très agréable à boire. On frotte le zeste des citrons — la surface jaune des fruits — avec les morceaux de sucre que l'on dispose dans un vase en porcelaine. On coupe les citrons en deux moitiés, puis on en exprime le jus sur le sucre en les serrant avec force entre les doigts : finalement, on ajoute l'eau.

La limonade au citron est acceptée avec beaucoup de plaisir par les malades; elle est fébrifuge, parce que l'acide citrique du citron jouit de la propriété d'abaisser la température du corps physiologiquement accrue.

Mais on peut obtenir la limonade au citron sans citrons, en recourant au sirop citrique, dont nous avons donné la formule précédemment (voir p. 67). On opère alors par simple mélange, en délayant 100 grammes de sirop citrique dans 900 grammes d'eau. De même on préparera la limonade tartrique, en opérant avec du sirop tartrique, lequel sera obtenu de la même façon exactement que le sirop citrique, mais en substituant, dans la formule, l'acide tartrique à l'acide citrique.

Dans les hôpitaux, on fait un très grand usage de limonade vineuse. Elle s'obtient en additionnant, par litre, la limonade tartrique de 100 grammes de vin rouge de très bonne qualité. Veut-on, maintenant, obtenir une limonade gazeuse? Le procédé le plus simple pour y parvenir consiste à prendre une bouteille en verre très fort. On pèse 5 grammes de bicarbonate de soude en poudre, que l'on verse dans la bouteille vide, de telle manière que la poudre blanche soit bien disséminée dans le fond. Alors, par-dessus, on verse avec précaution 100 grammes de sirop de sucre, puis quelques gouttes — un léger filet — d'alcoolature de zeste de citrons ou d'oranges. On ajoute de l'eau, mais en ayant soin de la faire filer le long des parois intérieures de la bouteille, de telle façon que l'eau surnage le sirop. On prépare un bouchon bouchant exactement, et on dispose autour du goulot de la bouteille une ficelle qui, liée au-dessus du bouchon, empêchera celui-ci de sauter, sous la pression de l'acide carbonique qui va, tout à l'heure, se dégager. Immédiatement, avant de boucher, on introduira dans la bouteille de l'acide citrique ou tartrique, suivant que l'on sera désireux d'obtenir l'une ou l'autre de ces deux limonades. Peser en conséquence, 10 grammes d'acide, que l'on fait filer rapidement dans la bouteille, pleine seulement jusqu'à la naissance du goulot; boucher et ficeler. A ce moment, on agite pour mélanger. Le sirop se mêle à l'eau, le bicarbonate se dissout en même temps que l'acide, et les deux corps, réagissant l'un sur l'autre, fournissent du gaz carbonique qui, grâce à la pression, se dissout dans le liquide, auquel l'acide en excès, non neutralisé par le bicarbonate, fournit son acidité normale.

En procédant avec les précautions que je viens d'énoncer, on évite le mélange trop brusque du bicarbonate de soude et de l'acide, qui pourrait avoir pour effet de pousser le liquide hors de la bouteille, avant qu'on ait eu le temps de boucher.

Il sera plus facile encore de boire de la limonade gazeuse en se servant d'un fort filet de sirop de limon ou d'orange, sur lequel on lancera le jet d'un siphon d'eau de seltz.

Celle-ci, qui est de l'eau gazeuse simple, fait l'objet d'une industrie très active, et se trouve avec la plus grande facilité dans le commerce. Toutefois, si l'on veut obtenir soi-même de l'eau gazeuse, il suffit, soit de se munir d'un appareil à deux boules Briet, dans lequel l'eau est gazéifiée par la réaction de l'acide tartrique sur le bicarbonate de soude, soit plus simplement d'avoir recours à ces vases clissés en verre renforcé dont on gazéifie le contenu avec de l'acide carbonique liquide, contenu dans des petits tubes, qu'il suffit d'adapter au col du récipient. Cela s'est appelé, un certain temps, des « sparklets ».

On peut préparer, de la même façon, les limonades gazeuses à la framboise, à la groseille et à la cerise, en remplaçant les sirops de limon ou d'orange par des quantités équivalentes de sirops préparés avec les sucs de ces fruits, obtenus comme nous l'avons décrit précédemment (voir p. 63).

IX. — Les Eaux distillées.

A moins de posséder un alambic, il ne peut être question de procéder, chez soi, à l'obtention des *eaux distillées*. Mais, étant donné la fréquence de l'emploi, en thérapeutique, de l'eau distillée de rose, et, en économie domestique, de l'eau distillée de fleur d'oranger, il est absolument nécessaire d'avoir, sur les eaux distillées en général, quelques précisions, et de connaître quels moyens conviennent le mieux à leur conservation.

Sans doute, on sait que les eaux distillées s'obtiennent en chauffant dans un alambic — ou dans une cornue — la plante dont on se propose d'obtenir l'hydrolat*, avec de l'eau à l'ébullition, et recueillant, par passage des vapeurs à travers un réfrigérant, le produit de la condensation, qui sera l'eau distillée. Cette eau se trouvera, par ce procédé, chargée des principes odorants volatils contenus dans la plante; c'est là, pour les deux eaux dont nous venons de parler, celles de rose et de fleur d'oranger, une chose dont tout le monde a pu se rendre compte, par l'odorat, le plus facilement.

Toutefois, certaines eaux, qui entrent dans la composition des formules magistrales libellées par le médecin, comme celles de plantain, de laitue et de tilleul, sont à peu près inodores. Est-ce à dire, pour cela, qu'elles ne soient que de l'eau distillée simple? Nullement. Car ces eaux, surtout celles de tilleul et de laitue, ont une saveur très prononcée, et subissent, en vieillissant, une altération qui se manifeste par la production d'un abondant dépôt mucilagineux. Elles sont donc douées d'une valeur thérapeutique certaine. Malheureusement, il est d'usage, dans un trop grand nombre de pharmacies, lorsque l'ordonnance prescrit de l'eau de plantain, de l'eau de laitue, ou de l'eau de tilleul, comme véhicule dans une potion, d'y mettre tout bonnement de l'eau de fontaine. On ne saurait trop blâmer de pareils agissements.

L'*eau de rose*, dont il est fait un si fréquent usage, pour remédier aux affections bénignes des yeux, est le produit de la distillation de la *Rosa centifolia*. Il ne faudrait pas s'imaginer que le choix de cette rose soit une superfétation : c'est celle-là et non une autre qu'il faut mettre en œuvre pour obtenir l'eau de rose médicinale. J'ai eu l'occasion de distiller, l'an dernier, à la Roseraie de l'Haÿ, près Paris, des pétales de roses appartenant à d'autres variétés, et ma surprise a été grande de constater que l'eau obtenue ne se rapprochait, ni par l'odeur, ni par ses propriétés thérapeutiques, de celle que fournit la *Rosa centifolia*. On obtiendra, avec l'eau de rose, un excellent produit de toilette, en mélangeant :

Teinture de benjoin................	10 grammes.
Eau de rose......................	90 —

Le mélange est laiteux : il peut servir en onctions sur la peau du visage, dont il entretient l'éclat. Encore les femmes en useront avec avantage pour les soins de leur toilette intime, en l'étendant d'eau ordinaire.

Dans les cas de conjonctivite peu grave, on instillera dans l'œil quelques gouttes du collyre* suivant :

Sulfate de zinc................	5 centigrammes.
Eau de rose..................	30 grammes.

La rougeur du globe de l'œil et des paupières disparaîtra rapidement. Enfin, l'eau de rose fait la base d'innombrables formules d'injections.

L'*eau de fleur d'oranger* est également très usitée en pharmacie; elle fait partie intégrante des juleps gommeux, qui entrent dans la composition de la plupart des potions.

Le sirop de fleur d'oranger, préparé en faisant dissoudre à froid du sucre (1 750 gr.) dans l'hydrolat (1 000 gr.) est formulé par les médecins à titre de véhicule pour des substances actives.

En cuisine, l'eau de fleur d'oranger est d'un usage universel pour parfumer les pâtisseries et les crèmes. C'est du Midi que nous arrivent les estagnons d'eau odorante; la consommation en est tellement grande que, bien souvent, pour répondre aux demandes, quand les fleurs font défaut, on a recours aux feuilles d'oranger qui, naturellement, fournissent une eau beaucoup moins fine que celle obtenue avec la fleur à peine épanouie de l'oranger. Paris fabrique aussi de petites quantités d'eau de fleurs d'oranger, obtenue avec des fleurs des orangeries de Versailles et du Luxembourg. Cette eau se vend très cher, mais il faut dire qu'elle est d'une suavité remarquable.

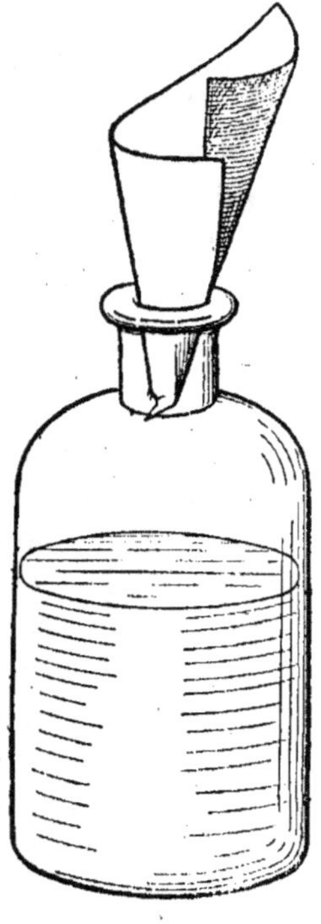

Fig. 40. — Flacon pour la conservation des eaux distillées.

L'eau de fleur d'oranger contient, à l'état normal, des proportions appréciables d'acide acétique. Ce qui fait que, parfois, elle peut renfermer du plomb, provenant des soudures défectueuses des estagnons* qui la contiennent. Disons tout de suite que ce cas se présente rarement.

Comment faut-il s'y prendre pour conserver les eaux de

rose et de fleur d'oranger sujettes, comme toutes les eaux distillées, à des fermentations visqueuses ?

Le lecteur sera sans doute bien étonné que je lui dise que les flacons contenant des eaux distillées ne doivent pas rester bouchés ! On se contentera, en effet, d'introduire dans le goulot des récipients un petit cornet en papier, comme le montre la figure 40.

Les eaux distillées doivent être conservées dans un endroit frais et sec, autant que possible, et à l'abri de la lumière. On aura d'ailleurs remarqué, sans doute, que l'eau de fleur d'oranger du commerce est débitée dans des flacons de forme plate en verre bleu, à moins que ce ne soit dans des topettes de forme ronde recouvertes de papier. Ici intervient, comme on voit, sous des formes différentes, la préoccupation de préserver l'eau de l'action des rayons solaires, qui serait une cause de rapide décomposition.

QUATRIÈME PARTIE

CE QUI EST A L'USAGE EXTERNE

I. — Les Bains.

Bain simple. — La *balnéation* tend, de plus en plus, à s'introduire dans nos habitudes. Elle se justifie par un triple souci d'hygiène, de propreté et de curation par l'extérieur. Qu'est-ce que le bain ?

Le bain est un milieu artificiel dans lequel on plonge le corps ou quelqu'une de ses parties, en vue d'un but thérapeutique, de délassement ou de propreté.

Les anciens faisaient un usage général du bain. Les auteurs classiques nous ont laissé des descriptions où le bain parfumé, constitué le plus souvent par de l'eau de rose, était le prélude des scènes d'orgie si fréquentes dans la vie de la Rome de la décadence. Les eaux minérales naturelles, dont il est fait aujourd'hui une colossale consommation à l'état de boisson, n'étaient utilisées dans l'antiquité qu'à l'extérieur. De nos jours, l'usage des bains est certes fort répandu, mais ne s'est pas néanmoins généralisé comme il le faudrait pour la netteté de l'épiderme et son entretien en parfaite santé.

Essayons, à ce propos, de rectifier une erreur tellement répandue, qu'elle est comme enracinée dans l'esprit des personnes même possédant une culture générale distinguée. Il n'existe pas d'idée fausse plus commune que celle qui attribue à la peau des organes d'absorption, et des fonctions de respiration et d'assimilation. La peau n'est rien de tout cela : organe de protection, son rôle est essentiellement un rôle d'*excrétion*. Sans doute le mécanisme visible de la sudation a-t-il pu faire croire que, puisque la peau est constituée de telle façon qu'elle puisse rejeter quelque chose, il s'ensuivait nécessairement qu'elle pourrait, à l'inverse, absorber et s'approprier les gaz ou les liquides ambiants.

Ce qui est vrai, c'est qu'il peut y avoir, dans certaines circonstances, pénétration partielle, par exemple quand on frotte l'épiderme avec des graisses : tout le monde sait que les frictions à l'onguent napolitain déterminent la salivation caractéristique de l'absorption du mercure. Mais c'est là un phénomène d'exception, déterminé par une intervention d'ordre étranger, et qui ne se produira jamais dans l'ordre normal des choses. Ces préliminaires posés, disons que les bains peuvent être liquides, secs ou gazeux. Les premiers nous intéressent seuls.

Les *bains liquides* sont constitués par de l'eau, pure ou bien chargée de principes médicamenteux. Quelle doit être la température d'un bain? Le bain chaud marque entre 30 et 40 degrés; le bain tiède. de 25 à 30 degrés; le bain froid, de 10 à 20 degrés. Mais, dans certains cas (fièvre typhoïde), le médecin prescrit un bain de glace : la température devra devra être maintenue aux environs de zéro. D'autres fois (bronchites), il faut un bain très chaud : se rappeler que la température du corps étant de 37 à 38 degrés, il ne faut les dépasser qu'avec la plus extrême prudence, en se servant naturellement du thermomètre en usage dans le commerce. La durée moyenne d'un bain est de quarante minutes.

On comprend qu'il ne soit pas possible de prendre des bains, qui nécessitent un matériel encombrant, sans perdre du temps. Mais au moins peut-on remplacer le bain par *immersion*, journellement, par le bain par *affusion*. Il est facile de le pratiquer sur tout le corps avec une grosse éponge. La peau étant naturellement recouverte d'une substance sébacée grasse, les poussières viennent s'y fixer et l'encrassent très rapidement.

Bains médicamenteux. — Si la destination du *bain simple* s'adresse, le plus souvent, à un souci d'hygíène et de propreté extérieure, celle du bain médicamenteux répond à la nécessité de combattre localement les manifestations épidermiques si fréquentes et si variées qui résultent d'un trouble de la nutrition. Copieuse serait la liste des médicaments, simples ou composés, qu'on ajoute à l'eau d'un bain, pour un objet déterminé. Nous ne citerons que les plus utiles. Disons, tout d'abord, qu'un bain qui débarrasse très bien les pores de la peau de tous les *excreta* concrétés à sa surface, et donne à l'organisme comme un renouveau de vigueur et de jeunesse, est le *bain acide*, obtenu en ajoutant à l'eau du bain un demi-litre d'acide chlorhydrique du commerce.

Le *bain d'amidon* se prépare en y délayant simplement 500 grammes d'amidon en poudre. Pour obtenir le *bain alcalin*, faire dissoudre dans l'eau 250 grammes de carbonate de soude concassé. Pour préparer le *bain* dit *sulfureux*, se procurer 100 grammes de trisulfure de potassium en plaques, dont on agitera les fragments dans l'eau, pour obtenir leur dissolution. Pour le *bain de sel marin*, employer 5 kilos de sel. On veut prendre un *bain de Vichy?* Se procurer 500 grammes de bicarbonate de soude en poudre, mais avant l'emploi faire attention à la température de l'eau du bain, qui ne doit pas dépasser 30 degrés parce que, au-dessus, le bicarbonate serait décomposé. On aura un bain se rapprochant sensiblement du bain de Vichy naturel, en le composant comme suit :

Bicarbonate de soude	1 000	grammes.
Chlorure de sodium	30	—
— de calcium	150	—
Sulfate de soude	150	—
— de magnésie	45	—
— de fer	2	—

Voici maintenant la formule du bain de Plombières :

Carbonate de soude	100	grammes.
Chlorure de sodium	20	—
Sulfate de soude	60	—
Bicarbonate de soude	20	—
Gélatine concassée	100	—

Mettre à part la gélatine, et conserver dans un flacon le mélange des sels.

On se procure facilement ces substances chez tous les fabricants de produits chimiques. On conservera dans un flacon le mélange de sels, pour l'utiliser à l'instant du besoin.

Recommandation des plus importantes. Toutes les fois qu'on doit ajouter quelque chose à l'eau d'un bain, il est essentiel de se rappeler que *les préparations métalliques, sulfureuses ou iodées attaquent l'étamage des baignoires ordinaires.* Il faut demander une baignoire en bois ou autre, *ad hoc.* Ce sera le cas pour les bains au sulfure de potassium et au bichlorure de mercure, ainsi que pour les bains iodés. Autrement, comme cela s'est produit maintes fois, par ignorance de la personne qui prend son bain, celle-ci est mise en demeure par l'établissement de bains d'avoir à payer une somme importante pour les détériorations faites aux baignoires étamées par les substances dont il vient d'être question.

II. — Les Eaux médicamenteuses (usage externe).

Eaux phéniquée, boriquée, oxygénée. — Nous avons vu, dans une autre partie de cet ouvrage (voir p. 72), quel emploi fréquent était fait, pour l'usage interne, d'eaux diversement chargées de principes médicamenteux. Or, les *eaux médicamenteuses* sont encore d'un usage très courant dans la médication extérieure.

Ces eaux sont des plus répandues, surtout dans la thérapeutique populaire. Leur préparation est extrêmement facile à réaliser à la maison.

D'abord, l'*eau phéniquée*. Il suffit, pour l'obtenir, de faire dissoudre une proportion déterminée de phénol cristallisé (ou de phénol en solution alcoolique, peu importe) dans de l'eau de pluie ou, à défaut, dans de l'eau ordinaire. La formule officielle de l'eau phéniquée comporte 10 grammes de phénol pur pour 1 kilogramme d'eau. Mais on peut, suivant les besoins, obtenir des eaux phéniquées beaucoup plus chargées en médicament. Par exemple, on obtiendra une eau phéniquée saturée, en portant la dose du phénol à 50 d'acide pour 1 000 d'eau. On aura donc le loisir de réaliser toute une série d'eaux phéniquées, entre 10 et 50 grammes de phénol par litre d'eau, mais sans aller jamais au delà, parce que l'eau, étant incapable d'en dissoudre davantage, l'acide se séparerait, gagnant le fond du vase. Et si, par agitation, des gouttelettes d'acide venaient à se trouver à l'état de suspension dans le liquide, celui-ci deviendrait caustique et déterminerait des brûlures.

Les usages de l'eau phéniquée sont multiples. Elle agit merveilleusement comme désinfectant des plaies. Elle est antiparasitaire, antipudride, et arrête les fermentations. On peut se servir aussi de l'eau phéniquée, en la saturant de phénol, pour se débarrasser des fourmis qui, parfois, infestent les habitations : il suffira de l'additionner de 100 grammes de glycérine par litre, et d'en badigeonner les murailles et les panneaux envahis par les fourmis. Le rôle de la glycérine est ici de maintenir l'humidité des endroits humectés et d'assurer, par conséquent, l'efficacité de l'insecticide.

Une eau très employée encore est l'*eau boriquée* qui, il y a vingt ans, avait été érigée en panacée. Par suite d'une réaction qui était dans l'ordre naturel des choses, certains médecins ne veulent aujourd'hui reconnaître aucune vertu à l'acide borique. Il y a là une exagération voulue, et regrettable. L'acide borique, en application sur certaines plaies, jouit de propriétés de dessiccation, qu'il est impossible de contester. Et la preuve que ce corps est doué d'une réelle action antipudride et antifermentescible, c'est qu'il trouve, très malheureusement, un emploi universel comme conservateur du lait et du beurre. Or, le lait boriqué ne nourrit pas; *il passe debout*, sans être assimilé, et ainsi s'explique, pour partie, le fort contingent fourni à la mortalité infantile en France.

L'eau boriquée se prépare généralement à 4 parties d'acide pour 100 d'eau. L'acide borique est fort peu soluble dans l'eau froide. Il conviendra donc d'opérer la solution à chaud, dans l'une des capsules qui font partie de notre matériel pharmaceutique. Mais, plus simplement encore, on obtiendra l'eau boriquée, en introduisant dans une bouteille de 2 litres un poids quelconque d'acide borique — 250 grammes, par exemple — et en versant dessus de l'eau froide, jusqu'au goulot. On laisse en contact, en agitant de temps à autre. Pour l'usage, on se borne à décanter doucement le liquide qui surnage les paillettes blanches. L'eau, dans ce cas, se trouvera saturée — il se sera dissous autant d'acide que possible — mais cela n'aura aucune espèce d'inconvénient pour l'usage, l'acidité de l'acide borique étant à peu près nulle.

Citons encore une eau médicamenteuse très en faveur aujourd'hui, le produit improprement dénommé *eau oxygénée*. C'est là, à tout prendre, une combinaison chimique bien définie, soit du peroxyde d'hydrogène.

Ce dernier se décompose, avec la plus extrême facilité, pour fournir de l'oxygène gazeux. C'est la raison pour laquelle le corps médical a pris l'eau oxygénée en particulière faveur, dans ces derniers temps. Mais c'est aussi un produit de la grande industrie, qu'il ne nous est pas possible de préparer nous-mêmes. Qu'il nous suffise de retenir que, souillée presque toujours de corps étrangers, l'eau oxygénée doit être payée très cher, si l'on tient à ne faire usage que d'un produit pur. Et cela peut être d'une grande importance, surtout s'il s'agit d'aseptiser certaines plaies de nature maligne. Jusqu'à présent, on a trouvé qu'elle convient admirablement à un grand nombre de cas — gardons-nous bien d'en douter! — En attendant, toutefois, que sa vogue en vienne à se limiter à nouveau aux usages de la toilette chez les élégantes, qui s'en servent avantageusement pour communiquer à leurs cheveux cette teinte filasse si recherchée par la mode et le snobisme — on ne sait trop pourquoi !

Nous allons aborder maintenant les moyens pratiques d'obtenir, avec les plus grandes facilités, parce que nous possédons, dans la pharmacie de famille, tous les ingrédients nécessaires, deux des remèdes les plus usités qui soient, parmi les eaux médicamenteuses, à savoir l'eau sédative et l'eau blanche.

Les formules de l'*eau sédative* ont été données par Raspail. Elles comportent trois degrés de force, suivant qu'il s'agit de l'application à la médecine des animaux, de l'emploi en compresses sur les piqûres de bêtes venimeuses ; enfin, de l'utilisation pour les besoins thérapeutiques ordinaires. Voici la recette de l'eau sédative officinale, celle qu'on emploie communément :

Ammoniaque liquide.............	60	grammes.
Alcool camphré.................	10	—
Sel de cuisine..................	60	—
Eau de fontaine.................	1 000	—

Faire dissoudre le sel dans l'eau ; filtrer. Peser dans le fond d'un litre l'ammoniaque, ajouter la moitié de l'eau salée. Peser, sur le mélange, l'alcool camphré, agiter fortement, compléter le volume du litre avec le restant de l'eau salée. Agiter enfin, pour diviser fortement les grumeaux de camphre surnageants.

C'est l'eau sédative n° 1. L'eau sédative n° 2 un peu plus forte comporte 70 grammes d'ammoniaque. Avec 80 grammes d'alcali, on obtient le n° 3.

Les eaux sédatives, dosées comme nous l'indiquons, comportent des usages universels : en lotions, frictions, cataplasmes, etc. Dans les cas de migraine et de congestion du cerveau, on l'applique en compresses sur le front ou sur le point douloureux de la tête, en prenant le plus grand soin que les yeux se trouvent préservés. Comme il arrive toujours, quand un remède a été prôné par quelqu'un possédant une grande notoriété, pour quelque cause que ce soit, il est fait un peu abus de l'eau sédative. Le secret de cette vogue réside sans doute dans l'extrême bon marché du médicament.

Pour amener la dessiccation des plaies et la résolution des contusions, il est fait aujourd'hui un usage très commun de l'*eau blanche* (1). Pour l'obtenir, on prend :

Extrait de Saturne.................	20	grammes.
Alcoolat vulnéraire................	80	—
Eau de fontaine....................	900	—

On agite : le mélange donne un produit d'aspect laiteux. Si on employait, au lieu d'eau ordinaire, de l'eau de pluie, la préparation demeurerait limpide. Pourquoi? Parce que, dans le cas d'une eau chargée de sels calcaires, ceux-ci réagissant sur l'extrait de Saturne (acétate de plomb liquide), le dédoublent, en produisant un sous-oxydé de plomb insoluble, qui se dépose. Il n'est donc pas indifférent, pour faire de l'eau blanche, de se servir exclusivement d'eau de fontaine, ainsi qu'il est prescrit.

L'eau blanche agit d'une façon très satisfaisante, pour faire disparaître rapidement l'œdème ou enflure causée par le choc de l'un de nos organes contre un corps dur — les bosses au front par exemple. Son activité sera encore augmentée, et ce sera alors, pour la résolution des entorses par exemple, un remède excellent, si on l'additionne de 100 grammes par litre de glycérine, et de 60 grammes de teinture d'arnica.

Mais il faut noter soigneusement que la présence sur l'épiderme d'une partie excoriée, entamée, exclut absolument l'emploi d'un composé contenant de l'arnica. Parce que l'absorption subséquente de l'arnica entraîne des désordres inflammatoires du système lymphatique*, qui prennent tout de suite un caractère alarmant.

Il nous reste à entretenir le lecteur d'un certain nombre

(1) C'est à grand tort que le nouveau Codex a supprimé l'alcoolat vulnéraire.

de solutions ou eaux chargées de principes actifs en suite de manipulations spéciales. Disons un mot de la *liqueur de Van Swieten*, dont le nom se rencontre si souvent sous la plume du médecin.

Puisque nous possédons, dans notre pharmacie, du sublimé corrosif ou bichlorure de mercure, pourquoi ne réaliserions-nous pas nous-mêmes la préparation du « Van Swieten ? » Constatons, tout d'abord — sans nous charger le moins du monde d'expliquer l'étrangeté du phénomène — que, s'il est vrai qu'il soit impossible de se procurer chez le pharmacien, sans une ordonnance de médecin, les plus petites quantités de sublimé, il est non moins exact que nous avons toutes facilités de nous faire délivrer par le droguiste le même poison, sans aucune formalité préalable, à la condition que l'achat soit fait en gros, c'est-à-dire par quantités variant entre 250 grammes et 1 kilogramme. Donc, nous avons du bichlorure. Pour la liqueur de Van-Swieten, prenez :

Sublimé	1	gramme.
Alcool à 80 degrés	100	—
Eau distillée	900	—

On dissout le bichlorure dans l'alcool, par simple agitation; on complète un litre par addition de l'eau distillée.

La préparation contient exactement la millième partie de son poids de sublimé. Empressons-nous de dire qu'il ne faudra jamais se servir de ce médicament sans un avis du docteur, serait-ce même comme désinfectant, ou à titre d'agent antiputride, pour la toilette. La plus grande prudence doit être toujours recommandée à l'égard des substances toxiques.

Beaucoup de personnes ont foi dans l'efficacité de l'*eau quadruple*, dont la formule a été donnée par Raspail. En conséquence, nous la reproduisons ici :

Sulfate de zinc	4	grammes.
Sel de cuisine	10	—
Aloès	0	gr. 50
Goudron	0	gr. 50
Eau ordinaire	1	litre.

On fait bouillir ensemble cinq minutes dans l'eau : passer à travers un linge.

Sous le nom d'*eau antéphélique* contre les rousseurs, on trouve, dans le commerce, diverses variantes d'une formule célèbre, due à l'Anglais Gowland, inventeur d'une « lotion » qui porte son nom. Voici cette formule :

Amandes amères	90	grammes.
Eau	500	—
Sublimé	1	—
Sel ammoniac	2	—
Alcool	15	—
Eau de laurier-cerise	15	—

On dépouille les amandes de leur pellicule, après les avoir projetées dans de l'eau bouillante ; on les dispose, une fois mondées, au fond d'un mortier. On les passe au pilon avec quelques gouttes d'eau, de façon à les réduire en une pâte, que l'on délaie ensuite avec les 500 grammes de l'eau de la formule. L'émulsion ainsi obtenue est passée à travers une flanelle. D'autre part, dans le mélange de l'alcool avec l'eau de laurier-cerise, on dissout, par simple agitation, le sublimé et le sel ammoniac. On mélange cette solution au liquide laiteux obtenu avec les amandes.

Pour l'usage, cette lotion doit être étendue d'eau, si on l'emploie comme cosmétique, pour donner de l'éclat au teint, ou pour faire disparaître les rougeurs si fâcheuses de l'épiderme sur la figure. Il faut avoir soin d'agiter le liquide, puis on imbibe un linge, avec lequel on tamponne légèrement la partie intéressée.

Contre les taches de rousseur, employer la lotion pure, en la laissant sécher spontanément sur la peau. Son action est lente, mais sûre. Jadis, on connaissait une *eau d'Hébé* contre les rousseurs, laquelle avait acquis une grande réputation. Cette préparation consistait simplement en du vinaigre distillé aromatisé, dans lequel on avait fait macérer de la pulpe de citron. Aussi, beaucoup de personnes recommandent-elles pour laver le « son » du visage, de le lotionner, chaque matin, avec le jus d'un citron. Il n'en coûte pas beaucoup d'essayer de ce procédé, lequel est, dans tous les cas, inoffensif. Certaines maisons vendent, contre les taches de rousseur, des solutions caustiques de sublimé, qui enlèvent la peau, donc les rousseurs maudites. Mais le moyen est réellement par trop héroïque.

III. — Les Révulsifs.

Leur importance comme instruments de réaction. — Peu de médicaments sont d'un usage aussi commun en thérapeutique que ceux qu'on englobe sous l'appellation générale de « révulsifs ». C'est qu'ils s'appliquent aux cas les plus divers. Entre les mains du médecin, les révulsifs sont un *instrument merveilleux de réaction*, pour ainsi dire instantanée, contre les pathologies qui prennent leur source dans les états congestifs de nos organes. Appliqué *ab initio*, un révulsif peut, en détournant un afflux sanguin, nous épargner les suites funestes de la congestion, que celle-ci ait commencé de se porter au cerveau, ou soit en train de provoquer des désordres inflammatoires aux poumons.

Même, il est arrivé qu'une intervention par révulsion ait remis sur pied des malades dont il semblait qu'il n'y eût plus qu'à attendre le dernier soupir. Citons un cas suggestif : Un cholérique de Jouy-sur-Morin (Seine-et-Marne), lors de l'une des dernières épidémies de choléra du milieu de l'autre siècle, se trouvait dans le coma qui précède la mort. Le médecin traitant — mon père — après avoir constaté qu'il n'y avait plus rien à faire, se résolut quand même, en désespoir de cause, à faire une tentative suprême pour sauver son malade. Il ordonna de déplier sur le plancher un drap de lit à la surface duquel il fit étaler une bouillie de farine de moutarde mouillée d'eau simplement dégourdie. Puis on y coucha le patient, qu'on enroulait aussitôt dans le drap. Sous le coup de fouet de cette révulsion énergique, le moribond revint à la vie. Le docteur ne fut pas le moins étonné...

Malheureusement, malgré le soin et la clarté généralement apportés par les médecins dans les explications qu'ils donnent, de vive voix, au sujet de leurs ordonnances, le public ne sait guère se servir des révulsifs, parce qu'il ne les connaît pas, et que le mécanisme intime de leur action, spéciale pour chacun d'eux, lui échappe.

Comme ce sujet est l'un des plus importants qui soient, je me propose de formuler ici des indications précises, accompagnées de quelques développements, compréhensibles pour tout le monde, sur la constitution chimique des révulsifs les plus employés. La connaissance de ces notions est indispensable pour éviter des erreurs de manipulation et d'application qui ne sont que trop répandues.

Explication scientifique de leurs bons effets. — On a coutume, et bien à tort souvent, de railler les petits procédés de l'empirisme* populaire. Car, outre qu'ils dérivent, parfois, d'une expérience séculaire, il peut encore arriver qu'ils soient la résultante des suggestions de cet instinct, inhérent à la nature qui porte les bêtes elles-mêmes à discerner et à choisir, par exemple au milieu de tant et tant d'espèces végétales, celle-là exactement qui leur est d'une particulière convenance.

Combien de fois n'avons-nous pas vu des femmes du peuple, pour combattre une bronchite légère chez les tout jeunes enfants, leur appliquer sur la poitrine une sorte d'emplâtre constitué par du *suif* de chandelle, fondu et étalé sur du papier brouillard. Demandez à ces mamans pourquoi elles agissent ainsi : elles vous répondront tout uniment que c'est parce que « ça réussit ». Et au fait la politique des résultats n'est-elle pas la meilleure de toutes?

Mais ce qu'il nous faut maintenant, c'est l'explication scientifique du « pourquoi » ça réussit. Suivez :

Chimiquement, les corps gras ou graisses sont des « éthers », c'est-à-dire que leur molécule se compose d'un alcool (glycérine), et d'un acide (acides stéarique, margarique, oléique, palmitique, butyrique, caprylique, etc.).

Sous l'influence de la chaleur, de la lumière et de l'humidité, les corps gras éprouvent une décomposition lente, et se dédoublent en leurs éléments. Dans les cas du suif, obtenu, comme on sait, à la suite de diverses manipulations de la graisse de mouton, c'est de l'acide caprylique qui est mis en liberté.

C'est lui qui communique à cette graisse sa saveur de rance si désagréable. C'est encore cet acide gras volatil répandu dans la masse du suif, qui produit la révulsion légère recherchée pour l'organisme si frêle des petits enfants. Pour eux, les emplâtres de suif constituent donc un révulsif parfait, dans les cas bénins.

Parlons à présent de la *moutarde.* Son emploi marque un degré de révulsion beaucoup plus énergique. Tout le monde se sert de la farine de moutarde ; mais est-il beaucoup de personnes qui sachent l'utiliser judicieusement ? J'ai vu préparer des bains de pieds sinapisés avec de l'eau bouillante, que certains additionnent encore de vinaigre, pour « produire plus d'effet ». Or, qu'on veuille bien prendre note de ceci : il ne faut jamais, dans aucun cas, délayer la farine de moutarde avec autre chose que de l'*eau pure à peine tiède.* Pourquoi ?

Posons d'abord un principe. *Il n'y a pas*, dans la farine de moutarde, d'*essence de moutarde.* Voilà qui est singulier, n'est-ce pas, puisque c'est précisément pour obtenir les effets révulsifs et rubéfiants de l'essence de moutarde qu'on a recours à la farine. C'est qu'il y a cette chose essentielle à retenir : l'essence de moutarde ne prend naissance *qu'au moment où intervient l'eau.* Elle se forme, à cet instant précis, par suite de l'action d'un ferment, la *myrosine*, sur un principe cristallisable, le *myronate de potassium.* Les cristaux de ce sel ont la bizarre propriété de se dédoubler, en présence de l'eau, sous l'influence de la myrosine, en essence de moutarde, glucose et sulfate acide de potassium. Ajoutons qu'au point de vue de la classification chimique, l'essence de moutarde est de l'éther allylsulfocyanique. Alors, maintenant qu'on aperçoit le mécanisme de la production de l'essence de moutarde, il devient aisé de comprendre que l'eau bouillante, ayant pour effet de « tuer » le ferment, le myronate de potassium n'est pas dissocié, et ne fournit donc pas ou peu d'essence — c'est pourquoi le bain de pieds n'agit pas. Le vinaigre et les acides, en paralysant la myrosine, produisent les mêmes effets que la chaleur. Mêmes recommandations pour l'emploi du papier moutarde, le « rigollot », comme on dit couramment.

Mais il faut bien le dire : ces feuilles de « sinapismes », qui rendent néanmoins d'inappréciables services, ne remplacent qu'imparfaitement le véritable cataplasme sinapisé. Apprenons à confectionner celui-ci.

On prend de la tarlatane, de la mousseline, ou mieux, la gaze que nous possédons dans l'armoire à médicaments. On en taille un morceau d'une grandeur telle, qu'il déborde beaucoup les bords de l'assiette plate sur laquelle nous l'avons étalé. Garnir la surface de la gaze, dans la dimension du creux de l'assiette, avec une couche de farine de moutarde, épaisse de trois ou quatre millimètres. Préparer, d'autre part, un cataplasme de lin un peu fluide, en projetant de la farine de lin dans de l'eau chaude et remuant vivement. Verser la bouillie de lin par-dessus la couche de moutarde. Plier vivement la gaze sur le tout, porter le cataplasme sur l'endroit du corps où l'on veut faire de la révulsion, puis recouvrir avec une feuille d'ouate. Petit à petit, l'humidité du cataplasme de lin pénètre la moutarde ; l'essence prend naissance progressivement, et vient se concréter sur la peau, qu'elle rubéfie, en déterminant une révulsion des plus marquées.

N'est-il pas arrivé très fréquemment qu'un cataplasme sinapisé, appliqué dès le début de troubles respiratoires contractés à la suite d'un refroidissement, a sauvé d'une grippe infectieuse, d'une fluxion de poitrine ou d'une congestion ceux qui avaient eu l'heureuse inspiration de recourir sans retard à cette médication rationnelle préventive si simple, qui n'a par ailleurs d'autre inconvénient que les picotements assez cuisants déterminés par l'essence de moutarde sur les épidermes douillets.

Quelques révulsifs. — Dans un très grand nombre de cas de bronchite diffuse, le médecin prescrit une révulsion superficielle par l'*emplâtre de thapsia*. Celui-ci est débité par les pharmaciens sous la forme d'une toile à l'une des surfaces de laquelle a été étalée, par un couteau plat en fer taillé en biseau, une « masse » emplastique incorporant une résine rubéfiante extraite d'une plante qui croît dans nos possessions africaines, le *thapsia garganica*.

Les effets de l'emplâtre de thapsia sont très rapides, et se manifestent de prime abord par une rubéfaction intense de l'épiderme, ensuite par l'apparition de milliers de petits boutons, qui ne tardent pas à provoquer des démangeaisons insupportables. Pour combattre celles-ci, il faut se garder, comme quelques-uns le font, de chercher à les apaiser par des onctions avec de l'huile, parce que l'emploi d'un corps gras aurait, tout au contraire, pour résultat d'exaspérer le prurit. On aura donc recours à de l'amidon ou, mieux encore, à de la poudre de riz, en se rappelant, toutefois, que plus longtemps on supportera la souffrance, et plus effective sera la révulsion.

L'*huile de croton* est un corps d'une causticité extrême, qui détermine une éruption presque instantanée. On en verse quelques gouttes seulement sur un tampon d'ouate, avec lequel on enduit telle surface du corps déterminée par le médecin, en prenant grand soin qu'il ne s'en introduise pas sous les ongles. Au surplus, ce moyen de révulsion n'est plus pratiqué que rarement.

Enfin, le *vésicatoire*, jadis universellement employé et aujourd'hui quelque peu délaissé, est le plus héroïque des révulsifs. Il détermine une plaie superficielle à la peau. Quoi qu'il en soit, un vésicatoire ne doit pas rester en place plus de six heures. Il donne lieu à des cloques remplies de sérosité. Avec des ciseaux à lames très effilées, on perce ces ampoules en deux endroits, puis on éponge le sérum qui s'écoule, avec un tampon de ouate hydrophile. Parfois, la cloque n'est pas encore soulevée, quand on enlève le vésicatoire. Pour la déterminer, il suffit alors d'appliquer sur la partie rubéfiée un cataplasme tiède de farine de lin. On panse les vésicatoires, après les avoir laissés « couler » plus ou moins de temps, avec du cérat étendu sur du papier joseph. Le pansement doit être fréquemment renouvelé, et la cicatrisation de la plaie s'opère très rapidement.

Pour des raisons dont nous n'avons pas à faire état en ce moment, le vésicatoire a cessé de plaire. Les médecins lui préfèrent les pointes de feu et les ventouses. Mais, par la force même des choses, on y reviendra...

Teinture d'iode. — Il se consomme annuellement, pour les besoins de la médecine, des milliers de litres de *teinture d'iode*. Il n'est personne qui n'ait eu à souffrir des maladresses du pinceau imbibé de teinture d'iode. N'est-ce pas la première chose qu'on conseille au bronchitique, au catarrheux, comme à celui qui, imprudemment, vient de « prendre froid » ? Ce révulsif est d'un usage tellement répandu, qu'il ne peut être indifférent de s'adresser à un médicament frauduleusement préparé ou insuffisamment dosé.

Faire de la teinture d'iode constitue une opération tellement facile, qu'il semble, au premier abord, que ce liquide doive toujours répondre aux prescriptions impératives du Codex. Détrompons le lecteur, en le mettant en garde, — il arrive trop fréquemment que la teinture d'iode soit sabotée :

1° Elle a été préparée avec de l'alcool de bonne qualité, en y faisant dissoudre — comme il est obligatoire — le douzième de son poids d'iode. Mais la préparation est devenue ancienne. Alors, par suite de de la transformation spontanée en acide iodhydrique d'une certaine proportion de l'iode, la teneur en métalloïde de la teinture s'est trouvée abaissée, et son efficacité a été diminuée d'autant.

2° Certains pharmaciens ont la déplorable habitude de préparer leur teinture d'iode avec de l'alcool à brûler. Procédé économique ! Mais il se forme aussitôt de l'iodure de méthyle, composé volatil qui pique les yeux quand on manipule la teinture et a, de plus, le très grave inconvénient de déterminer la production d'ulcérations pouvant devenir mortelles.

3° Dans la teinture d'iode, on n'a pas introduit les quantités réglementaires d'iode. La préparation sera inerte ou peu active, suivant l'importance numérique des quantités d'iode soustraites à la teinture.

On voit par là combien il serait avantageux de préparer soi-même sa teinture d'iode. Tous les négociants en produits chimiques livrent, sans aucune difficulté, l'iode métalloïdique. Dès lors, il suffira de peser au trébuchet, dans un verre de montre exactement taré (l'iode attaquerait le cuivre), quatre grammes d'iode, qu'on introduira dans un flacon à large ouverture bouché à l'émeri, d'une contenance de deux onces. On pèsera par-dessus 48 grammes d'alcool à 90 degrés. Boucher et agiter de temps à autre, pendant cinq à six jours, c'est-à-dire jusqu'à ce que tout l'iode soit dissous.

On a de fâcheuses dispositions, quand on recourt à la teinture d'iode, à y plonger le plus profondément possible un pinceau de blaireau, avec lequel on barbouille, sans précaution, les surfaces désignées par le médecin. Il faut procéder d'une façon un peu moins barbare. Tremper modérément le pinceau, dessiner tout d'abord sur la peau les contours de la partie à enduire et combler ensuite l'intervalle, au moyen de badigeonnages légers, opérés avec toute la minutie désirable. Recouvrir avec une feuille d'ouate.

On pourra encore tailler dans un morceau de papier la mesure ou circonférence de la partie à enduire d'iode. Alors, coller sur la peau et badigeonner la partie comprise entre les rebords.

Mais il peut arriver que le patient se plaigne d'avoir la peau entamée par le topique*. Cesser alors les badigeonnages directs. Déposer avec un pinceau, à la surface d'un tampon d'ouate hydrophile, sur une étendue déterminée, de la teinture d'iode dont on laissera s'évaporer l'alcool, à l'air libre. Poser dessus une autre feuille d'ouate très mince; enfin, appliquer le tout sur la partie à révulser. L'effet ici se produit par la diffusion des vapeurs d'iode absorbées par l'épiderme, doucement et progressivement, sans qu'il s'ensuive les érosions tant redoutées.

IV. — Les Graisses à usage médicinal.

La pharmacie consomme, pour la préparation d'un grand nombre de médicaments externes, d'énormes quantités de corps gras, dont les plus usités sont la graisse de porc ou axonge, la moelle de bœuf, le beurre de cacao, les huiles d'olive, de pavot et d'amande douce. Le grand savant Chevreul a prouvé que tous les corps gras traités à chaud par un alcali, fournissent un savon et de la glycérine, qui reste dissoute dans l'eau de la coction. En combinant directement les acides gras — acide stéarique, palmitique, oléique, margarique, etc. — avec la glycérine, Gélis est parvenu à effectuer la synthèse des corps gras, d'où cette formule scientifique : « les corps gras sont des éthers de la glycérine ».

Comment obtenir, chez soi, un saindoux dont il soit possible de se servir pour la préparation d'une pommade? Car les graisses destinées à cet usage doivent être neutres : si peu qu'elles soient rances, elles seront impitoyablement rejetées.

On sait que la graisse de porc s'extrait de la *panne**. Celle-ci sera soigneusement dépouillée des membranes qui recouvrent l'épiploon, ainsi que de toutes les parties rouges adhérentes. On détaille alors la panne en petits morceaux, qu'on introduit dans une terrine vernissée à l'intérieur. On porte sur un bain-marie : petit à petit, la panne entre en fusion. Décanter à mesure et passer à travers un linge ou tissu très peu serré. Les dernières parties de la panne, qui retiennent encore de la graisse, pourront être portées sur le feu nu, dans une casserole émaillée. Mais alors, le produit obtenu devra être mis de côté, pour les usages de la cuisine.

Il ne faut pas laisser refroidir la graisse dans les pots où l'on se propose de la conserver, sans autre cérémonie. Quand on s'apercevra qu'elle commence à se figer, sur les bords du vase qui la contient, on la remuera avec une spatule, afin d'éviter des cristallisations irrégulières d'éthers gras, qui auraient pour résultat de nuire à sa conservation, en facilitant le rancissement. Lorsque, après agitation modérée, la graisse sera devenue pâteuse, on la répartira dans des pots de moyenne contenance, que l'on recouvre avec un papier serré à la ficelle et qu'on descend à la cave. On a ainsi la graisse bonne à transformer en pommades que, dans le langage pharmaceutique, on désigne sous le nom d'*axonge*.

On s'y prendra un peu autrement pour préparer la moelle de bœuf. Celle-ci, extraite des os, sera introduite dans un poêlon émaillé, que l'on remplira d'eau aux deux tiers. On porte sur le feu; l'eau se met à bouillir; sa chaleur entraînant la fusion du corps gras, dont toutes les impuretés superficielles ne tardent pas à gagner le fond du récipient. Lorsqu'on s'aperçoit que toute la moelle est bien fondue, on passe à travers un linge clair. La matière grasse surnage l'eau et, lorsque le tout est refroidi, on retire la moelle concrétée à la surface du liquide. A une chaleur très douce, on la fait refondre, pour l'introduire dans les pots où on désire la conserver.

On fait aussi beaucoup usage, en pharmacie, du *beurre de cacao*. Mais il ne peut pas être question, pour nous, de le préparer à la maison. On se bornera donc à l'acheter dans le commerce, qui le débite en plaques divisées par tablettes, à la manière du chocolat.

Quelles sont les huiles dont nous pourrons avoir besoin? On conservera toujours, chez soi, de l'*huile d'olive* pure. Nous avons vu précédemment (voir p. 39) quel usage il nous pourrait être donné d'en faire, pour la préparation du liniment oléo-calcaire, si précieux pour remédier aux brûlures.

On pourra se procurer aussi de l'*huile d'amande douce vraie*. Je souligne « vraie » parce que, dans le commerce on donne le nom d'huile d'amande douce à une foule d'huiles qui n'en sont pas — la vraie est d'ailleurs d'un prix très élevé. Avec l'huile d'amande douce on pourra préparer soi-même, comme nous le verrons tout à l'heure, le cérat et le cold-cream. Hâtons-nous de dire qu'avec l'huile blanche ou l'*huile d'arachide*, on obtiendra un produit qui sera presque aussi bon. Au surplus, il n'existe pas dix pharmacies, dans toute la France, où l'on fasse le cérat avec de l'huile d'amande douce vraie.

V. — Les Pommades.

Les *pommades* sont des préparations à base de graisses contenant, le plus souvent à un état d'extrême division, les substances médicamenteuses réputées aptes à remédier, par leur emploi externe, à tel cas pathologique déterminé. Avec le temps, on en est arrivé à appeler aussi des pommades les préparations externes dans lesquelles les corps gras étaient remplacés par la vaseline ou la lanoline.

Comment faut-il s'y prendre pour obtenir une pommade?

Le cas le plus simple est celui où il s'agit d'incorporer à de l'axonge un corps quelconque insoluble, par exemple de l'iodure de plomb. On broie soigneusement dans un mortier en porcelaine le corps donné, de manière à le réduire en une poudre impalpable. Puis, on pèse la quantité voulue de graisse, dont on prélève, avec une spatule, à peu près le quart. On broie ensemble l'axonge et la matière pulvérulente, de telle façon que celle-ci se trouve incorporée intimement au corps gras. On ajoute alors le reste de la graisse, en deux fois, en malaxant toujours le mélange. Quand la masse paraît bien homogène, on ramasse avec la spatule, et on introduit dans un pot, sur lequel il ne faut pas négliger de coller immédiatement une étiquette portant inscrite la formule de la préparation. De cette façon on obtiendra encore, par exemple, la pommade à l'extrait sec de ratanhia, soit qu'on y emploie de l'axonge, ou qu'on utilise à sa place, l'*onguent populéum*. Cette dernière préparation est des plus employées pour le traitement des hémorrhoïdes, surtout quand elles sont externes.

Un deuxième cas à envisager est celui où la substance à incorporer à la graisse est soluble dans l'eau comme, par exemple, dans le cas de la pommade à l'iodure de potassium.

On dispose l'iodure dans le fond d'un mortier, on le broie

au pilon, et on ajoute quelques gouttes d'eau. L'iodure se dissout. Ajouter alors la quantité voulue de graisse, par fractions, en remuant avec le pilon pour mélanger ensemble corps gras et liquide. De fait, celui-ci finit par se diviser dans la graisse et par disparaître.

On préparera de la même façon les pommades dans la composition desquelles il entre un extrait mou.

Dans une troisième éventualité, le corps à ajouter à la graisse est soluble dans les corps gras. Ce sera le cas de la pommade camphrée; le camphre, qui est une huile essentielle concrète, se dissolvant avec la plus grande facilité dans les graisses et les huiles. Voici comment on préparera la *pommade camphrée*. Prenez :

Camphre en petits morceaux.........	30	grammes
Cire blanche......................	10	—
Axonge...........................	90	—

A mon avis, on peut retrancher de la formule la cire, celle-ci jouissant de la singulière propriété d'être liquéfiée par le camphre. Dès lors, la cire, ici, va à l'encontre du but que l'on se propose. Quoi qu'il en soit, maintenir sur le feu le tout, à une très douce chaleur, et agiter, jusqu'à ce que le camphre ait disparu. Retirer du feu et remuer avec une spatule, jusqu'à ce que la pommade soit refroidie. Voici maintenant, pour fixer les idées, des formules de pommades des différents types que nous venons d'examiner. D'abord, *pommade à l'iodure de plomb*, très employée dans les cas de glandes, engorgements, grosseurs, etc. Prenez :

Iodure de plomb...................	10	grammes.
Axonge...........................	90	—

Mélanger au mortier.

Comment préparer la *pommade à l'iodure de potassium?* Prenez :

Iodure de potassium...........	4 grammes.
Eau...........................	Quelques gouttes.
Axonge........................	30 grammes.

Quand l'iodure est fondu par l'intermédiaire de l'eau, ajouter la graisse, et incorporer en remuant énergiquement.

Pour préparer la *pommade astringente* à l'extrait sec de ratanhia, prenez :

Extrait sec de ratanhia..............	4	grammes.
Axonge ou onguent populéum........	30	—

Broyer finement l'extrait sec et incorporer à la graisse avec le pilon, dans un mortier de porcelaine.

Mais il n'y aura pas seulement, pour nous intéresser, que les pommades médicamenteuses. Occupons-nous donc, un instant, des pommades de toilette, celles dont on se sert pour lisser et faire briller la chevelure comme, par exemple, la *pommade de Dupuytren*. Voici la recette de cette pommade célèbre :

Moelle de bœuf....................	250	grammes.
Acétate de plomb..................	4	—
Baume du Pérou....................	8	—
Alcool............................	30	—
Teinture de cantharide............	1	—
— de girofle..................	0	gr. 75
— de cannelle.................	0	— 75

Peser l'acétate, broyer finement. Faire fondre la moelle de bœuf, verser dans le mortier sur l'acétate, incorporer. Quand la moelle de bœuf est sur le point d'être refroidie, ajouter l'alcool, par petites portions, en remuant, puis les teintures; enfin, le *baume du Pérou*. Cette pommade avait, jadis, quelque réputation contre la calvitie — je n'ose me porter garant de son efficacité.

Tout le monde sait l'emploi de la *pommade rosat* contre les gerçures des lèvres, en hiver. Rien n'est plus facile que de la préparer, car la pommade rosat n'est pas autre chose que de l'axonge colorée en rouge, dans laquelle on a mis quelques gouttes d'essence de roses, en guise de parfum. Pour l'obtenir, on prendra donc une quelconque quantité de graisse de porc bien fraîche, on la fera fondre à feu très doux, puis on y jettera un nouet contenant quelques grammes de racine d'orcanette concassée, qui donnera la couleur. Au bout de quelques instants de digestion, retirer le nouet, remuer la pommade jusqu'à ce qu'elle soit en consistance pâteuse, puis ajouter, pour parfumer, quelques gouttes d'essence de rose ou, à son défaut, d'essence de géranium rosat.

La pommade rosat s'emploie surtout en bâtons : apprenons à les faire. On prend les mêmes ingrédients que cidessus, auxquels on ajoute vingt pour cent de cire blanche. Tandis que la cire fond lentement dans la pommade, nous allons préparer les moules qui serviront à couler le produit en bâtons. On enroule une feuille de papier autour d'un crayon de gros calibre — crayon d'entrepreneur ou d'architecte — on fixe le bord du papier avec des points de cire. Mais on doit laisser le papier dépasser un peu le gros bout du crayon. On replie à ce bout, de façon à façonner un moule; on met des points de cire pour fixer le papier. On enlève les moules, qui ont exactement la dimension du crayon autour desquels ils ont été enroulés; on les plonge dans de la sciure contenue dans un mortier, pour les faire tenir debout. D'autre part, la cire ayant disparu dans la pommade, enlever le nouet d'orcanette, parfumer, lorsque la graisse est devenue consistante, puis couler avec précaution dans les moules, laisser entièrement refroidir. Il suffira alors d'arracher les points de cire et de dérouler les papiers, pour mettre à découvert des bâtons durs de pommade rosat, dont on se servira pour se frotter les lèvres.

VI. — Le Cérat et le Cold-Cream.

Voici deux préparations de l'usage le plus courant, et que nous avons donc le plus grand intérêt à savoir obtenir nous-mêmes. Comment préparer le *cérat ?*

On prend :

Huile d'amandes douces............	400	grammes.
Cire blanche..........................	100	—
Eau distillée de roses...............	300	—

Si on n'a pas d'huile d'amande douce sous la main, on peut la remplacer par de l'huile blanche ou de l'huile d'arachide. Donc, dans un poêlon émaillé, peser et mélanger ensemble l'huile, la cire cassée en petits morceaux, et la moitié de l'eau de rose. Chauffer sur un feu très doux, jusqu'à ce que la cire soit fondue. Verser le mélange chaud dans une terrine vernissée assez grande, puis remuer doucement avec un grand pilon de bois, jusqu'à ce que la masse soit refroidie. On s'arrangera de façon à éviter les grumeaux. Quand le mélange paraît bien homogène, il faut le battre vigoureusement avec le pilon, pendant *deux heures au moins*, en y incorporant, par petites quantités, ce qui est resté de l'eau de rose, soit 150 grammes. Ce battage prolongé a pour but de faire absorber à la préparation beaucoup d'air, ce qui la rend légère et crémeuse. De plus, le cérat bien préparé est blanc comme la neige. On le conserve, en le divisant dans plusieurs pots. Bien entendu, les quantités de matières que j'ai indiquées peuvent être morcelées, en observant les proportions pour tous les ingrédients.

Le cérat est une pommade adoucissante qui fait merveille sur certaines plaies et s'emploie surtout pour sécher les vésicatoires.

La toilette féminine utilise, par quantités considérables, le *cold-cream*. Il n'y a nulle difficulté à sa préparation. Elle n'exige que du soin et quelque peu de minutie. Voici la recette. Prenez :

Huile d'amande douce	215	grammes.
Blanc de baleine	60	—
Cire blanche	30	—
Eau de rose	60	—
Teinture de benjoin	15	—
Huile volatile de rose	0 gr. 50	

Introduire dans un poêlon l'huile, la cire et le blanc de baleine, porter sur le feu pour fondre à une douce chaleur ces trois ingrédients, couler dans une terrine vernissée, et triturer doucement jusqu'à refroidissement. Battre alors vivement avec le pilon de bois, comme pour le cérat, pendant une heure, en incorporant au produit, alternativement et par petites portions, l'eau de rose et la teinture de benjoin. Finalement, ajouter l'essence de rose. Comme il n'est pas possible de peser, sans pertes, 50 centigrammes de la précieuse essence, on se tirera d'affaire en en comptant 15 gouttes.

Le cold-cream bien préparé doit être blanc, et ne pas contenir de grumeaux. Il sera bon de diviser par petites portions, dans des pots de moyenne capacité, la masse obtenue.

VII. — Les Liniments.

Les *liniments* sont des préparations destinées à l'usage externe, qui ont généralement pour base un corps gras, qu'on additionne, suivant les besoins, d'un médicament approprié au cas visé. Comme leur nom l'indique, (*linire*, oindre) les liniments s'emploient en frictions ou en onctions à la surface de la peau. Il y a une différence à relever entre l'onction et la friction.

Dans le premier cas, il s'agit simplement de barbouiller avec le médicament une surface déterminée, que l'on recouvre ensuite avec de l'ouate. Dans la friction, au contraire, interviennent un massage et un frottement énergique, soit que l'on opère avec les doigts ou la paume de la main, soit que l'on se serve d'une flanelle ou d'un linge quelconque. L'onction s'emploie dans le but d'adoucir, de lénifier; la friction, au contraire, a toujours pour effet de déterminer une rubéfaction de l'endroit traité.

Les liniments ont la composition la plus variée. Souvent, ils se composent, à l'exclusion de tout corps gras, d'un mélanges d'alcoolats, ou d'alcoolats avec de l'essence de térébenthine, ou tout autre liquide, comme le laudanum, l'ammoniaque, etc.

Il faut faire bien attention que les liniments, au sortir de l'officine du pharmacien, portent toujours une étiquette rouge « médicament pour l'usage externe », ce qui n'empêche que, dans un nombre de cas trop fréquent, il est arrivé qu'on ait administré aux malades des liniments, par cuillerées !

Les liniments doivent être tenus soigneusement bouchés, parce que souvent ils renferment des corps qui se volatiseraient rapidement à l'air libre.

Donnons ici la formule d'un liniment populaire, très employé dans les cas de douleurs générales, sans autre spécification — c'est le *liniment ammoniacal* camphré.

Il faut obtenir d'abord de l'huile camphrée. Prenez :

Camphre	10	grammes.
Huile blanche	90	—
Ammoniaque liquide	10	—

On fait fondre, à une très douce chaleur, le camphre dans l'huile. Quand le mélange est refroidi, on y ajoute l'ammoniaque liquide.

Le produit est blanc et crémeux. On l'agite, chaque fois qu'on doit s'en servir. Il faut, après la friction au liniment ammoniacal, recouvrir la partie avec une feuille d'ouate hydrophile.

Nous avons donné ailleurs la formule du *liniment oléo-calcaire* contre les brûlures (voir p. 39).

Quelques mots du *baume Opodeldoch*, si employé. C'est un soluté savonneux pris en gelée, contenant en dissolution de l'ammoniaque et des essences de thym et de romarin. Il contient, dans sa masse, des cristaux arborescents d'un pittoresque effet, qui ont été attribués à la formation de margarates et de stéarates alcalins. Sa préparation suppose une trop grande habitude des manipulations pharmaceutiques, pour que nous puissions songer à donner sa formule ici.

VIII. — Les Gargarismes.

Le nom évoque la chose. Se *gargariser* n'est-ce-pas promener sur toutes les parties de la gorge et de la bouche, un liquide dont on attend des effets bienfaisants ?

Pour que l'arrière-gorge, généralement le siège des inflammations contractées *a frigore*, soit humectée convenablement, le malade, la bouche remplie de liquide, rejette la tête en arrière, et pousse de la gorge, comme s'il voulait crier. Le déplacement d'air fait barboter le gargarisme, qui se divise pour mouiller exactement la luette et les amygdales.

Les gargarismes sont du reste des remèdes populaires dont l'imagination des foules a varié les recettes à l'infini. Le gargarisme le plus simple est celui que l'on obtient en faisant bouillir des feuilles ou des boutons de ronces. Mais on fait encore des gargarismes avec des pétales de roses et toutes espèces de plantes, dont on croit pouvoir attendre des effets astringents, ou bien adoucissants, comme c'est le cas pour les gargarismes à la décoction de racine de guimauve.

Très souvent, on édulcore les gargarismes en les additionnant d'une cuillerée de miel fin, qu'on y fait dissoudre par agitation à chaud.

Voici, au surplus, la formule d'un *gargarisme adoucissant*. Prenez :

Racine de guimauve	15 grammes.
Tête de pavot	Une.

Faites bouillir dans de l'eau en suffisante quantité, pendant une heure, pour obtenir un quart de litre. Passer et ajouter une grande cuillerée à soupe de miel blanc. Ce gargarisme s'emploie tiède.

Pour la préparation des gargarismes à l'alun, au borax, au chlorate de potasse, etc., on peut employer, soit simplement de l'eau, ou de la décoction de ronces. On ajoutera ou non du miel, à sa convenance. Toute la question se résout à savoir quelle quantité de produit il faudra employer. Le chlorate de potasse, par exemple, s'emploiera à la dose de 5 grammes pour un quart de litre de gargarisme; l'alun à la dose de 4 grammes pour le même volume de liquide, et le borax de même.

On peut, au lieu de miel, verser dans les gargarismes, soit du sirop de mûres, soit du miel rosat. Si on n'a pas sous la main de miel rosat, on se servira comme base du gargarisme, d'une décoction de roses rouges sèches, ce qui n'empêcherait pas, le cas échéant, de mettre également des feuilles ou des boutons de ronces.

Les gargarismes peuvent aussi se préparer avec de la décoction d'orge, dans laquelle on fait dissoudre, en proportions voulues : chlorate, alun, borax, etc.

Un mot des *collutoires,* qui sont des sortes de gargarismes épais et consistants. Les collutoires ne sont pas appliqués sur la gorge sauf dans certains cas déterminés très spéciaux ; sur les gencives et diverses parties de la bouche. Leur consistance est épaisse, ce dont on se rend compte, si on considère leur composition. Ainsi, le collutoire boraté est obtenu en incorporant 10 grammes de borax à 10 grammes de miel. Les médecins, d'ailleurs, varient à l'infini les formules de collutoires, qui s'appliquent à quelques cas topiques de la pathologie* de la cavité buccale et des gencives. Ne pas avaler sa salive quand on est traité au collutoire.

IX. — Les Cataplasmes.

Tout le monde connaît les *cataplasmes;* ils sont formés de poudres ou de farines délayées dans de l'eau, froide ou tiède, de manière à avoir une consistance molle, pour être appliquées sur un endroit déterminé du corps, dans le but soit de résoudre une inflammation des parties, soit au contraire de produire un effet dérivatif, en occasionnant de la rubéfaction, comme c'est le cas pour les cataplasmes de graine de moutarde, autrement appelés *sinapismes* (voir Révulsifs, p. 95).

On se sert, pour la confection des cataplasmes, de toutes sortes de matières, en poudre ou sommairement divisées. Les plus employées sont la graine de lin, l'amidon, la fécule de pomme de terre. De même s'adresse-t-on parfois à la mie de pain, ou bien à certaines parties de plantes que l'on réduit en pulpe, c'est-à-dire en pâte grossière.

On sait l'usage général de la farine de lin, c'est donc de ce cataplasme qu'il convient de s'occuper surtout. Disons tout d'abord que peu de personnes savent accommoder convenablement cette préparation pourtant simple. Il importe de choisir, pour contenir le cataplasme, un linge qui ne soit ni trop serré ni trop lâche. On choisira donc de préférence un tissu vendu dans le commerce sous le nom de *tarlatane*. A défaut de tarlatane, prendre de la mousseline claire, ou un morceau de vieux rideau. Mais il est douteux que ce dernier réunisse toutes les conditions voulues parce que, dans la plupart des cas, il présentera des « jours » trop grands. Mais enfin, il s'agit, au demeurant, de faire toujours pour le mieux avec ce qu'on a sous la main.

Quoi qu'il en soit, on détachera un morceau du tissu choisi, d'une grandeur telle qu'il dépasse les bords d'une assiette ordinaire. D'autre part, faire chauffer de l'eau, deux verrées environ, dans une casserole de petite dimension. Quand l'eau est très chaude, retirer du feu et y verser, peu à peu, de la farine de lin, en remuant avec une spatule, en quantité suffisante pour former une pâte molle. Verser sur le linge couvrant la surface de l'assiette, rabattre les bords, s'assurer que le cataplasme n'est pas trop chaud, ensuite porter sur l'endroit à traiter. Recouvrir le cataplasme avec une serviette pliée, de façon qu'il conserve sa chaleur le plus longtemps possible.

Le *cataplasme de farine de lin* est très mucilagineux, ce qui fait ses propriétés émollientes.

Parfois, le médecin recommande une addition à un cataplasme, comme par exemple d'ajouter du laudanum. Dans ce cas, on disposera le cataplasme surtout en surface, en réduisant autant que possible son volume, de façon à ne pas disperser le médicament actif dans une trop grande masse. D'autres fois, c'est à la surface intérieure du cataplasme qu'il faudra répandre le corps additionnel, comme lorsqu'il s'agit d'obtenir un cataplasme sinapisé. On dispose donc une légère couche de farine fraîche de moutarde sur le linge étendu dans l'assiette, puis par-dessus la farine de lin chaude (voir p. 98).

Pour préparer les cataplasmes d'amidon et de fécule, on suivra d'identiques prescriptions : délayer la poudre dans de l'eau chaude, en bouillie claire, que l'on fera cuire très doucement en consistance pâteuse; procéder ensuite comme il vient d'être dit pour le cataplasme de farine de lin. Dans le cas où les tumeurs sur lesquelles on doit appliquer le cataplasme seraient le siège d'une grande inflammation, il faudrait ne l'appliquer que complètement refroidi.

X. — Les Lavements.

Les *lavements* sont des injections rectales destinées, soit à débarrasser l'intestin des matières fécales, soit à produire des effets médicamenteux par la voie intestinale.

Les lavements, jadis appelés « clystères », étaient en grand honneur, au temps des médecins de Molière. On y recourait constamment, comme à une panacée dont l'action était corroborée encore, très souvent, par une bonne saignée. Aujourd'hui, les lavements ne sont guère usités que dans le but d'entretenir la liberté du ventre, à moins que l'on ne s'en serve pour nourrir avec des peptones certains malades qu'on ne peut pas alimenter par la bouche.

L'instrument primitif en usage pour administrer les lavements était la grosse seringue en étain. Il est plus expédient aujourd'hui de se servir de divers instruments qui constituent un incontestable progrès sur le cylindre à piston cher à nos ancêtres. Le meilleur serait encore l'irrigateur, dont le commerce construit, à bon marché, des modèles assez perfectionnés. Puis il y a les *énémas**, et encore le *bock** ordinaire suspendu à la muraille, et dont on fait avantageusement usage aussi pour les injections urétrales et vaginales. Il faut prendre soin, en donnant un lavement, de ne pas introduire d'air dans l'intestin. Pour arriver à ce résultat, il suffira de faire arriver préalablement le liquide jusqu'à l'extrémité de la canule, ce qui est facile, celle-ci étant généralement pourvue d'un robinet, qu'il suffira de tourner sitôt son introduction dans l'anus. Si l'on se propose de donner un lavement médicamenteux dans un but curatif, il faudra le faire précéder d'un lavement à l'eau simple, pour nettoyer l'intestin.

Comment administrer un lavement à un malade ? Le faire reposer sur le côté droit, pas sur le ventre. On lui recommandera de replier un peu les cuisses et de retenir son haleine.

La température des lavements n'est pas indifférente; ce sera généralement celle du corps lui-même, entre 30° et 36°. Quant au volume des lavements, il se tient, le plus souvent, dans les environs d'un demi-litre.

L'emploi des lavements est général, comme on sait, dans les cas si nombreux de constipation. Parfois, malgré tout, le malade ne rend rien, ou peu de chose. On aura donc avantage, si la constipation est opiniâtre, à additionner le lavement de cent grammes de glycérine; ce procédé est très efficace. Pour obtenir plus d'effet encore, au lieu de glycérine, on emploiera le miel de mercuriale, 100 grammes pour 400 grammes d'eau chaude. Voici maintenant la formule d'un *lavement purgatif*. Prenez :

Feuilles de séné....................	15 grammes.
Sulfate de soude....................	15 —
Eau bouillante......................	1 demi-litre.

Verser l'eau bouillante sur le séné et laisser infuser pendant vingt minutes. Jeter sur une passoire et ajouter au liquide le sulfate de soude; remuer pour dissoudre avant d'introduire dans l'irrigateur*.

Le médecin prescrit très souvent des *lavements adoucissants* à l'amidon. Délayer 15 grammes d'amidon dans un bol d'eau froide, faire chauffer 400 grammes d'eau, mélanger les deux liquides.

On peut employer encore en guise de liquides pour lavements, des décoctions ou des infusions de toutes les plantes que l'on voudra. Par exemple, on obtiendra un *lavement laxatif* très émollient en le préparant avec de la décoction de racine de guimauve.

Les *lavements huileux* se préparent en battant 100 grammes d'huile d'olive avec un jaune d'œuf et délayant petit à petit avec un demi-litre environ d'eau tiède. Préparer de la même façon le lavement à l'huile de ricin (60 gr.).

XI. — Le Collodion.

Le *collodion* est d'un usage tellement général qu'il importe d'abord de savoir exactement ce que c'est; ensuite, d'apprendre à le préparer soi-même, ce qui est, au surplus, extrêmement facile. Tout le monde connaît ce liquide épais, à forte odeur éthérée, qui se dépose en pellicule sur les parties du corps qu'on badigeonne. La chirurgie l'utilise pour la réunion des plaies par première intention; le médecin s'en sert pour réduire les gonflements de toute nature et pour le traitement d'un certain nombre de maladies de la peau, des brûlures, des hémorragies, etc.

Qu'est-ce donc au juste que le collodion? Une solution dans l'éther alcoolique de fulmicoton ou coton-poudre, le même qui sert de base à notre poudre de guerre dite « poudre sans fumée. »

Évidemment, nous ne tenterons pas l'obtention, à la maison, du fulmicoton, malgré que la chose soit des plus aisées. Mais on se procurera facilement le coton-poudre chez le premier droguiste venu. Cela fait, nous possédons tout ce qu'il faut pour préparer le collodion, puisque nous avons de l'éther et de l'alcool. On pèsera donc :

Fulmicoton	5	grammes.
Éther	75	—
Alcool à 90 degrés	20	—

On mélange le tout dans un flacon à large ouverture bouchant convenablement; on agite. On voit alors le coton se dissoudre peu à peu dans le liquide éthéro-alcoolique. Lorsque la dissolution est complète, on ajoute 7 grammes d'huile de ricin. Cette addition n'a pas d'autre but que de communiquer de la souplesse au collodion. Celui-ci, étendu sur la peau, en couche menue, avec un pinceau, laisse en s'évaporant un résidu transparent très adhérent, et qui ressemble assez à ces taffetas minces (taffetas français) dont on se sert aujourd'hui pour remplacer le taffetas d'Angleterre, dans tous ses usages.

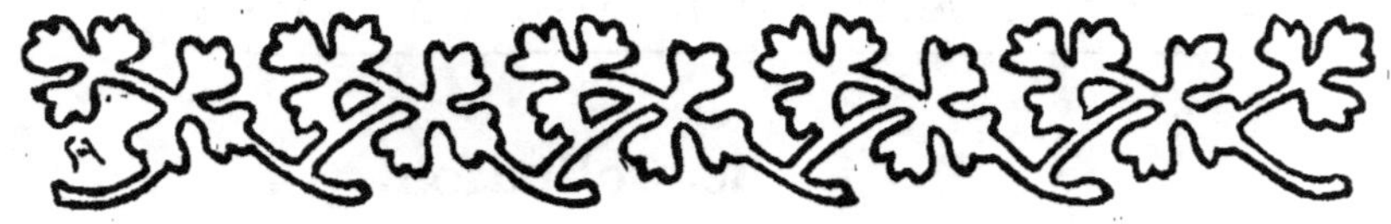

CINQUIÈME PARTIE

RÉPERTOIRE DE PHARMACIE DOMESTIQUE

Notice alphabétique sur les principaux médicaments d'usage courant.

Acétate de plomb liquide. — Plus connu sous le nom d'*extrait de Saturne;* sert à préparer l'eau blanche (voir p. 92) très employée dans le cas de contusions, brûlures, entorses, écoulements, etc.

Acide acétique aromatisé. — Sert à garnir les flacons de *sels anglais.* En voici la formule :

Acide acétique cristallisable..........	60	grammes.
Camphre..........................	6	—
Essence de lavande................	10	gouttes.
— de girofle.................	20	—
— de cannelle................	5	—

On remplit le flacon à sels avec du sulfate de potasse en petits cristaux, et on verse par-dessus l'acide acétique aromatisé. On promène le flacon sous les narines du patient, dans les cas d'évanouissement, crise de nerfs, etc.

Acide borique. — A joui longtemps de propriétés microbicides et anti-parasitaires, sert à préparer l'eau boriquée. (voir p. 89). Tend à tomber dans l'oubli.

Acide citrique. — C'est l'acide du citron : il est rafraîchissant et tempérant. On en fait des sirops et des limonades très employées (voir p. 79).

Acide phénique. — Corps extrait de l'huile de houille. Antiseptique et désinfectant célèbre. S'emploie contre les piqûres venimeuses et comme base d'une foule de préparations médicamenteuses (voir p. 89).

Acide tannique ou *tannin.* — Poudre brunâtre usitée comme astringent* et imputrescible*. Le tannin est employé à l'intérieur, en pilules, contre les sueurs profuses des phtisiques; à l'extérieur en injections dont voici une formule-type :

Tannin........	1 gramme.
Eau distillée....	250 —

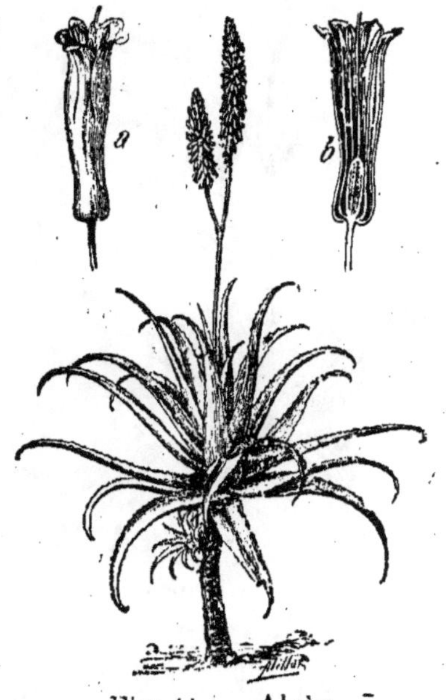

Fig. 41. — Aloès.
a, fleur; *b*, coupe d'une fleur.

Aloès (*fig.* 41). — C'est le suc épaissi de diverses variétés d'*Aloe* (*Aloe socotrina* et autres). Remède populaire contre la constipation : on en prend gros comme un pois entre deux tranches de soupe. A l'extérieur, on emploie la teinture qui, mélangée avec de l'eau blanche, agit comme résolutif* et dessiccatif. Formule de la teinture :

Aloès du Cap concassé.	100 gr.
Alcool à 60 degrés....	500 —

Faire macérer dix jours en agitant : filtrer.

Amidon. — Sa poudre trouve un usage général comme calmant des démangeaisons de la peau. On s'en sert également pour saupoudrer les draps des malades alités depuis longtemps. Les médecins prescrivent souvent, contre les manifestations des maladies cutanées, le *glycérolé d'amidon*.

On prépare celui-ci très facilement en pesant dix grammes d'amidon, que l'on introduit dans une petite capsule. Mouiller la poudre avec un peu d'eau, et poser par dessus 150 grammes de glycérine. Chauffer le mélange à feu très doux, en remuant constamment, jusqu'à ce que la masse se prenne en gelée. Cette préparation jouit de propriétés adoucissantes et résolutives.

Ammoniaque liquide. — Entre dans la composition de l'*eau sédative* (voir p. 91). Quelques gouttes (8 à 10) dans

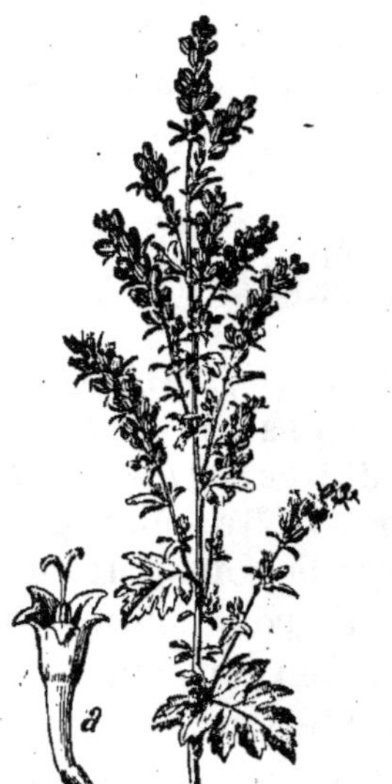

Fig. 42. — Armoise.
a, fleur.

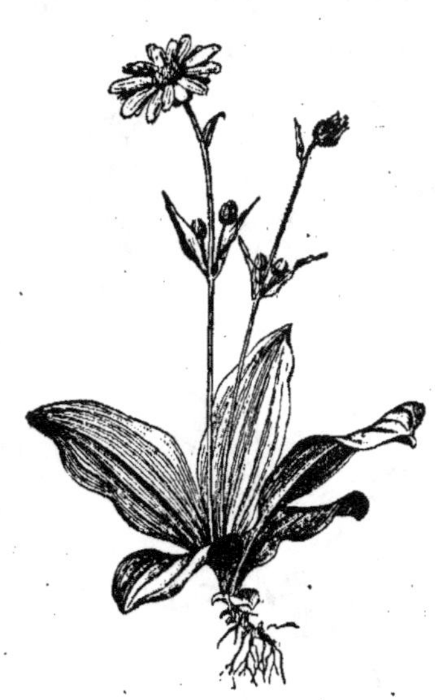

Fig. 43. — Arnica.

un verre d'eau dissipent l'ivresse. S'emploie à l'extérieur contre les piqûres d'insectes. Il faut éviter de conserver l'ammoniaque dans des flacons bouchés au liège, celui-ci étant rapidement détruit.

Armoise (*fig.* 42). — Les feuilles de cette plante, très répandue dans la banlieue parisienne, sont journellement employées par les femmes, en infusions, pour assurer la régularité des menstrues.

Arnica (*fig.* 43). — Les fleurs sont très employées; on en fait une teinture (1 p. pour 5 d'alcool à 60°) d'un usage général contre les contusions, à la condition qu'il n'y ait pas écorchure. Quelques gouttes à l'intérieur (10 à 20) agissent comme vulnéraire* puissant.

Azotate de bismuth (sous-). — En trochisques blancs que l'on réduit en poudre. C'est le médicament spécifique de la diarrhée : on l'emploie à la dose de 2 à 4 grammes par jour, soit en cachets, ou délayé dans un peu d'eau sucrée. Pour l'usage externe, on prépare une injection dessiccative dont ci-dessous la formule :

Sous-azotate de bismuth............	10 grammes.
Eau de rose......................	200 —

Agiter avant l'usage.

Bourdaine ou *Aulne noir* (*fig.* 44). — L'écorce de cet arbrisseau, commun dans nos contrées, constitue un des purgatifs les plus usités par les classes populaires, à cause, sans doute, de son extrême bon marché.

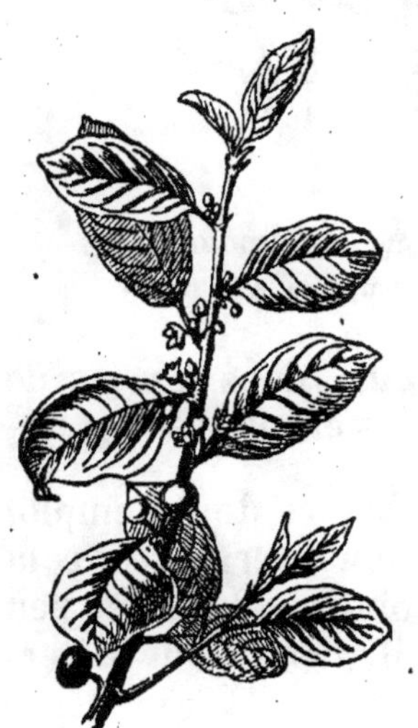
Fig. 44. — Bourdaine.

En droguerie, l'écorce de bourdaine ou bourgène se débite sous forme de petits éclats réguliers, de forme ronde. Une cuillerée à soupe de ces fragments, infusée dans deux tasses d'eau, purge avec, parfois, accompagnement de tranchées* douloureuses. Cela tient à ce que la bourdaine renferme un ferment spécial, qu'il convient d'annihiler en desséchant préalablement l'écorce à 100 degrés ou, plus simplement, en la faisant bouillir dans l'eau pendant un quart d'heure. Dans ces conditions, le ferment est coagulé et se trouve, en conséquence, dépouillé de tout pouvoir nocif.

Au surplus, il convient de ne pas abuser de la bourdaine, purgatif drastique* de la classe des nerpruns (*Rhamnus*), arbustes dont les baies fournissent un suc servant à la préparation d'un sirop fort usité dans la thérapeutique canine, et qui purge très violemment.

Bourrache (*fig.* 45). — Plante précieuse qui se trouve assez fréquemment aux environs de Paris. On emploie surtout les fleurs, d'un beau bleu à l'état frais, et aussi les feuilles,

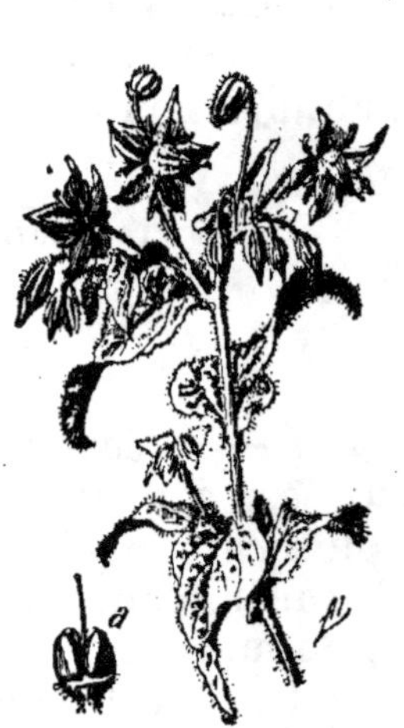

Fig. 45. — Bourrache.
a, ovaire.

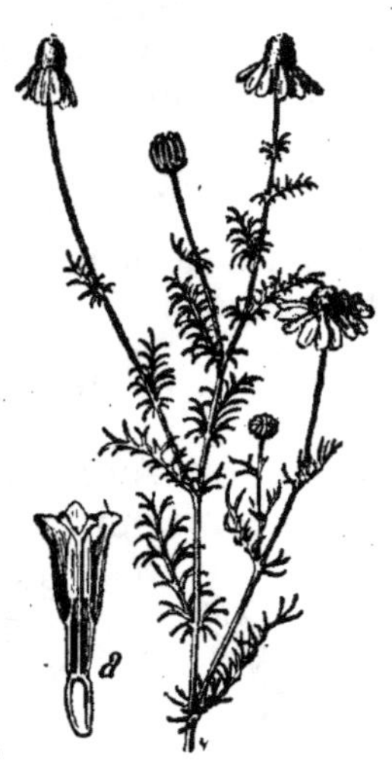

Fig. 46. — Camomille.
a, coupe de la fleur.

pour déterminer la sudation (*sudorifique*), dans les cas de refroidissements, et au début des fièvres éruptives.

Bromure de potassium. — Cristaux blancs dont l'emploi est des plus fréquents dans les affections nerveuses, à la dose de un gramme par jour, en solution dans un peu d'eau. Il ne faut pas en abuser, car il passe pour déterminer un affaiblissement général.

Camomille (*fig.* 46). — Capitules jaunes que le snobisme moderne à mis à la mode, en infusions théiformes. La camomille s'emploie principalement contre les crampes d'estomac et comme excitant*. Stomachique* et stimulant diffusible.

Camphre. — Huile essentielle concrète retirée de divers *Laurus* de la Chine et du Japon. Son emploi est universel, associé à d'autres médicaments. On en fait une pommade et un alcool, dont on abuse quelque peu, dans la thérapeutique populaire (voir page 105).

Carbonate de soude (bi-). — Poudre blanche dont il est fait le plus regrettable abus, dans les classes indigentes, pour combattre les maux d'estomac et les acidités. C'est le

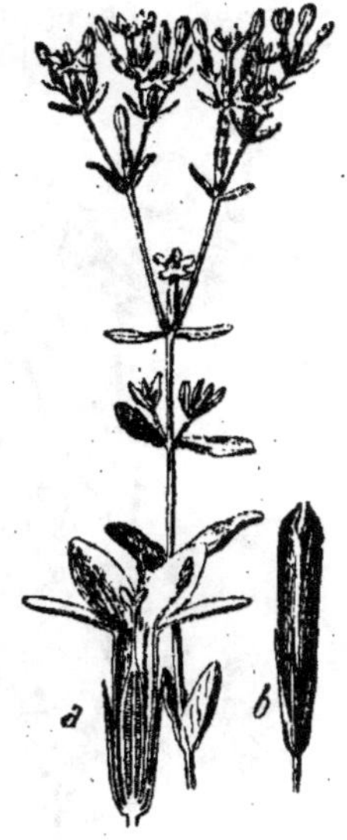

Fig. 47. — Petite centaurée.
a, coupe d'une fleur, *b*, fruit.

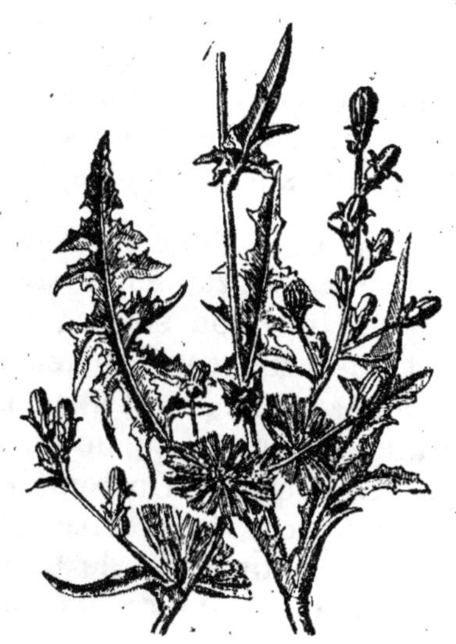

Fig. 48. — Chicorée sauvage.

type des médicaments dits « alcalins », mais son usage prolongé appauvrit le sang, dont il détruit les globules rouges. Il faut donc n'y avoir recours qu'à bon escient.

Centaurée (petite) [*fig.* 47]. — Plante indigène, dont les sommités fleuries roses égaient parfois les prairies. C'est un amer fébrifuge*, dont on se sert pour exciter l'appétit.

Chicorée sauvage (*fig.* 48). — Les feuilles sont très employées en infusion, à titre de dépuratif et de stomachique. Tout le monde sait l'usage de la racine de chicorée torréfiée, pour falsifier le café.

Chiendent (voir page 33). — Herbe des plus répandues dans les cultures des environs de Paris. La tige souterraine ou rhizome, lavée et raclée, puis coupée, sert à préparer des décoctions, qui agissent comme diurétique.

Chlorate de potasse. — Sel en plaques blanches, spécifique des affections de la gorge. L'usage est très répandu des pastilles de chlorate comprimées. On peut employer le chlorate en gargarismes, à la dose de 4 grammes dissous dans 80 grammes d'eau.

Colombo. — Rouelles d'une racine originaire de Mozambique, très amère. C'est un très bon stomachique, qui n'est pas astringent. On en fait une eau amère, en cassant une rouelle en petits morceaux, qu'on dispose au fond d'une carafe. On remplit d'eau, pour couper le vin au repas. De même on prépare un « vin de Colombo », de la même manière que le vin de quinquina.

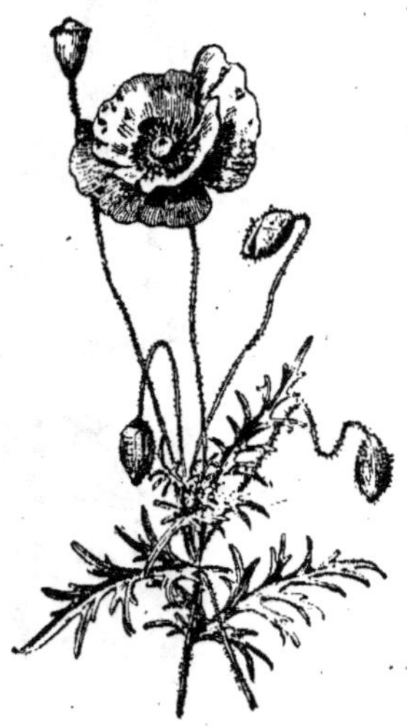

Fig. 49. — Coquelicot.

Coquelicot (*fig.* 49). — La fleur jette sa note pourpre dans les champs de céréales. Desséchée et employée en infusion, elle est calmante et béchique. Entre dans la composition des quatre-fleurs.

Douce-amère (voir page 37). — Se présente dans les droguiers sous l'aspect de brins de tiges coupées et fendues longitudinalement. On attribue à la douce-amère des propriétés dépuratives et diurétiques. La saveur de l'infusion est d'une certaine amertume corrigée par un arrière-goût sucré, d'où son nom.

Eau de Glauber. — On trouve, sous ce nom, dans presque toutes les pharmacies, une eau purgative préparée par les pharmaciens eux-mêmes, et dont les bouteilles sont munies d'un type uniforme d'étiquettes achetées chez un spécialiste qui s'est réservé, par le moyen d'un dépôt de marque, le monopole des imprimés et des capsules métalliques qui garnissent les goulots. Obtenons donc nous-mêmes notre « eau de Glauber ». On pèse 60 grammes de sulfate de soude, qu'on fait dissoudre dans 600 grammes d'eau. Il ne reste plus qu'à filtrer.

Cette solution, prise entière dans une seule matinée, constitue un bon purgatif salin. Un verre, le matin à jeun, servira de laxatif et décongestionnant.

Eaux minérales artificielles. — Une publicité intensive est faite, depuis peu, tendant à introduire dans le public la coutume des eaux de boisson additionnées de diverses compositions chimiques, dans le but de remplacer les eaux minérales naturelles, qui coûtent fort cher.

La vogue est acquise, actuellement, à des paquets contenant, outre du bicarbonate de soude, des doses très notables de carbonate de lithine et de l'acide tartrique en quantités telles que la dissolution du composé fournisse une eau à réaction très acide, ce qui a pour effet principal de ne pas changer la couleur du vin rouge, ainsi que le font les eaux alcalines. Or, on pourra préparer soi-même des « lithinés », en recourant à la formule suivante :

Acide tartrique desséché en poudre	72 gr. »
Bicarbonate de soude pulvérisé	36 gr. »
Carbonate de lithine	0 gr. 50

Mélanger au mortier et diviser en douze paquets, qu'on conservera dans une boîte de fer-blanc. Un paquet dans un litre d'eau, pour obtenir une eau lithinée artificielle. De même prépare-t-on une « eau de Vichy » artificielle en additionnant un litre d'eau de 4 grammes de bicarbonate de soude, ou bien encore en faisant usage des sels extraits, par évaporation, des eaux de Vichy naturelles. Est-il besoin de dire que ces cuisines ne sauraient en rien remplacer les eaux fournies par les diverses sources?

Erysimum (*fig.* 50). — Plante élevée à fleurettes jaunes, commune sur le bord des routes. On l'appelle aussi *herbe aux chantres*, parce que son infusion jouit d'une certaine efficacité contre les enrouements.

Eucalyptus (*fig.* 51). — Feuilles d'un arbre gigantesque des régions australiennes. On leur attribue des propriétés

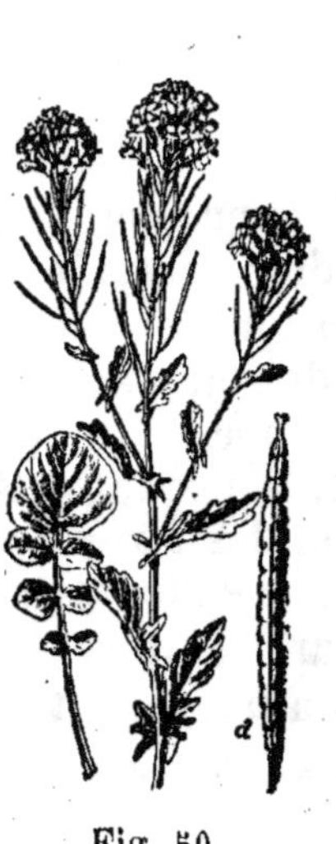

Fig. 50.
Erysimum.
a, fruit.

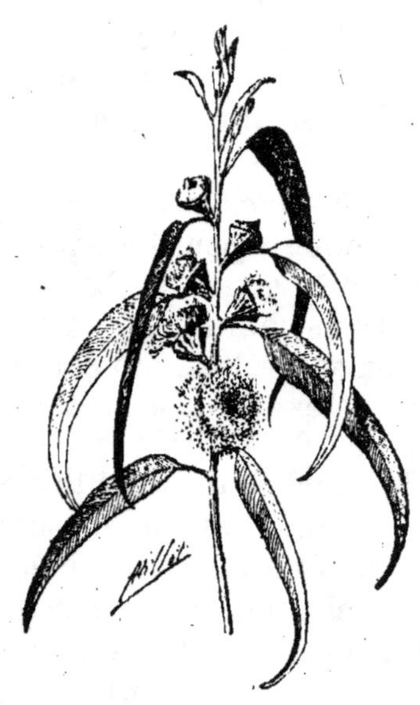

Fig. 51. — Eucalyptus.

désinfectantes et microbicides, qui seraient dues à l'essence qu'elles contiennent, liquide huileux à odeur forte qui rappelle les senteurs de la lavande, du camphre et du noyer en mélange. On en prépare des « bonbons » dont le commerce produit d'énormes quantités. Les émanations des forêts d'eucalyptus guérissent, dit-on, la tuberculose !

Fougère mâle (*fig.* 52). — On emploie la racine ou rhizome, dont on extrait, au moyen de l'éther, une substance oléo-résineuse verdâtre, qui est très efficace contre le ténia. Cet extrait de fougère s'administre facilement en capsules. Après, on donne un purgatif, pour faire évacuer le ver.

Fumeterre (voir page 36). — Petite plante débile à feuilles découpées et à fleurs purpurines, très commune dans nos régions. On emploie la plante entière en infusion comme dépuratif, dans les affections de la peau.

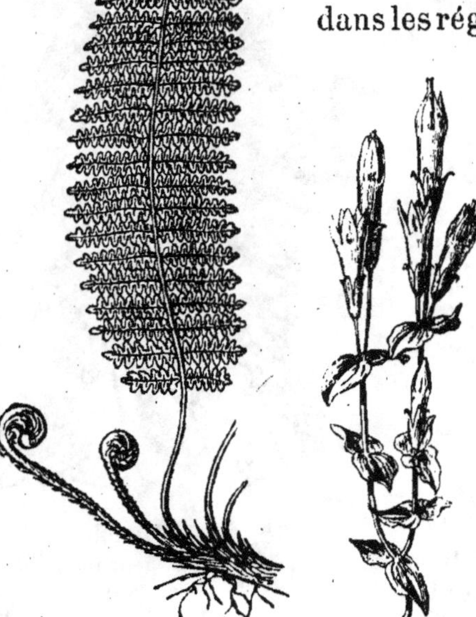

Fig. 52. — Fougère mâle.

Fig. 53. Gentiane.

Gentiane (*fig.* 53). — Se rencontre dans les région montagneuses de l'Europe. C'est une plante très haute, à feuilles se faisant vis-à-vis. Les fleurs sont disposées en touffes ou verticilles, le long de la tige. C'est la racine qui est employée. Celle-ci se présente, dans les droguiers, sous l'aspect de fragments coupés jaunes brunâtres ridés, à partie spongieuse à l'intérieur. L'infusé de gentiane s'utilise comme tonique et fébrifuge : on lui a donné le nom de *quinquina des pauvres*. On en prépare, outre un sirop et une teinture très employés, un vin d'un usage journalier (V. page 53).

Glycérine. — Liquide sirupeux épais, dont les usages sont universels, et qui provient de l'évaporation des eaux résiduaires de la fabrication des savons. A l'intérieur, elle est utilisée pour sucrer les mets réservés aux diabétiques.

A l'extérieur, elle trouve de multiples usages dans la toilette. En application contre les engelures, elle détermine d'abord de la cuisson puis, aussitôt après, du calme et de la cicatrisation des parties mises à vif. On s'en sert, en lavements, comme laxatif* (voir page 115).

Guimauve (V. page 36). — Plante précieuse, dont toutes les parties sont usitées. Les fleurs sont béchiques et pectorales; les feuilles sont rafraîchissantes et adoucissantes; quant à la racine, il s'en consomme des quantités considérables.

La décoction de racine de guimauve est très mucilagineuse et jouit de propriétés émollientes remarquables. La guimauve a donc sa place marquée au tout premier rang des substances de la matière médicale destinées à combattre une inflammation quelconque.

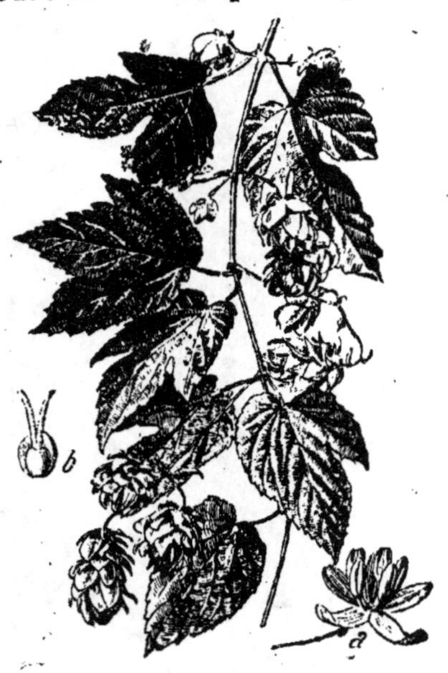

Fig. 54. — Houblon.
a, fleur mâle; *b*. fleur femelle.

Houblon (*fig*. 54). — Plante sarmenteuse, dont l'inflorescence femelle fournit des *cônes* qui servent surtout à la fabrication de la bière. Le houblon doit ses propriétés stomachiques et stimulantes à une poussière résineuse jaune qui accompagne les fleurs et qui a été appelée *lupulin*. C'est un corps glandulaire qui se développe sur les ovaires, dans la fleur. Le houblon s'emploie en infusion, comme tonique* général.

Iode. — Substance ayant la forme de lamelles noires violacées à odeur forte et étouffante, obtenues dans les arts des eaux-mères des soudes de varech. On connaît son emploi à l'état de *teinture* (voir p. 100). A l'intérieur, on peut utiliser la teinture d'iode pour stériliser les eaux de boisson suspectes, en ajoutant 10 gouttes de teinture à une carafe d'eau. A l'extérieur, l'iode est un dérivatif d'une haute valeur.

Un auteur, Chatin, a prétendu avoir trouvé de l'iode dans le cresson.

Iodoforme. — Petits cristaux jaunes plats à odeur tenace caractéristique. Réduit en poudre, l'iodoforme est employé surtout dans le pansement des plaies malignes.

Iodure de potassium. — Se présente sous l'aspect de cristaux cubiques en trémies, d'un blanc un peu opalin. Ce sel est des plus employés, en solution dans de l'eau, à la dose de 1 gramme par jour et plus, comme fondant et dépuratif. Son usage produit du larmoiement et de l'enchifrènement. Indiqué dans tous les cas qui relèvent de la scrofule et de la syphilis.

Ipéca. — Sa poudre est d'un emploi journalier, à titre de vomitif, dans la médecine infantile. La dose varie, suivant l'âge, de 50 centigrammes à 2 grammes, mais doit dans tous les cas être déterminée par le médecin.

L'extrait d'ipéca ou *émétine* sert aussi à la confection d'un sirop dont on fait usage pour corser le pouvoir vomitif de la poudre, en l'y incorporant. Exemple :

Sirop d'ipéca........................	30 gr.	»
Poudre d'ipéca........................	1	50

Mélanger. Une recommandation capitale est à observer dans l'emploi des vomitifs. Généralement, ceux-ci s'absorbent par fractions, de dix en dix minutes. Il faut prendre soin, dans ces intervalles, de faire boire en abondance de l'infusion de camomille légère, afin d'éviter au patient la fatigue de vomir à sec. Lorsque l'effet vomitif a été obtenu, il ne faut pas se croire obligé d'administrer au malade ce qui peut rester de médicament dans le flacon, mais on donnera de l'eau tiède, ou mieux de l'infusé de camomille.

Lierre terrestre (*fig.* 55). — Petite plante rampante, que l'on rencontre en abondance au pied des vieux murs, et dans les clairières des bois. A l'axe des feuilles se remarquent des fleurettes violacées. Très employée dans la médecine populaire, comme béchique aromatique et anticatarrhal.

Lin (*fig.* 56). — Plante dont les graines brunâtres, aplaties et ovales, sont employées surtout à l'état de poudre gros-

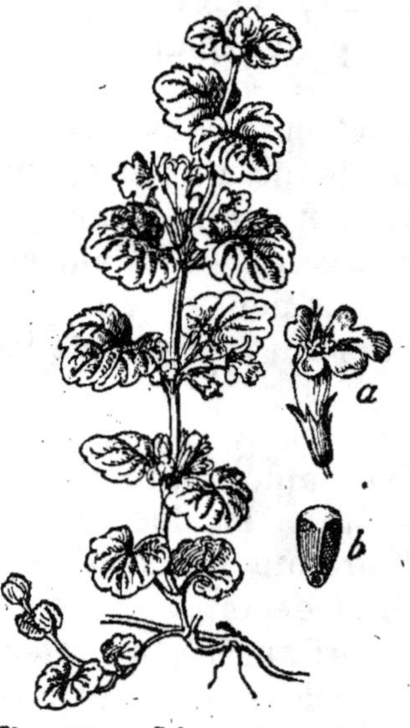

Fig. 55. — Lierre terrestre.
a, fleur; *b*, graine.

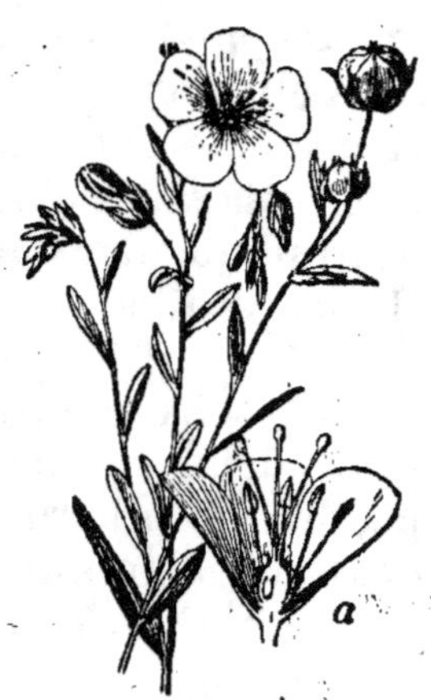

Fig. 56. — Lin.
a, coupe d'une fleur.

sière, en cataplasmes émollients (voir page 113). Quelques personnes avalent la graine de lin entière, pour se purger.

L'effet a lieu par entraînement physique, semble-t-il, car les semences sont rendues sans altération, dans l'état même où elles sont absorbées.

Lycopode (*fig.* 57). — Poudre jaune ténue, constituée par les spores d'une plante qui croît dans les régions élevées et incultes des Balkans. C'est une poudre absorbante et isolante, qui sert au pansement des surfaces ulcérées. On s'en sert communément pour poudrer les petits enfants.

Magnésie. — Poudre blanche qu'il faut avoir soin de conserver, à l'abri de l'air, dans des flacons exactement bouchés. C'est un purgatif doux et un antiacide des plus employés. La dose est d'une cuillerée à café, avant le repas, délayée dans un peu d'eau. Boire ensuite une petite verrée d'eau, car la magnésie happe à la langue et produit, dans l'arrière-gorge, une sensation de causticité.

Marron d'Inde (*fig.* 58). — Le fruit jusqu'ici dédaigné de l'*hippocastane* de nos promenades vient de faire une entrée

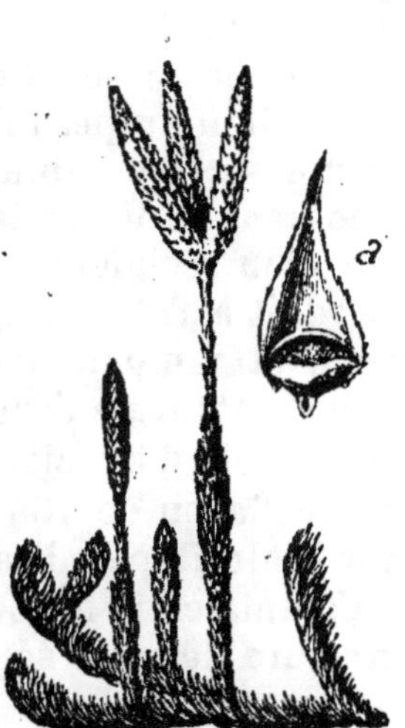

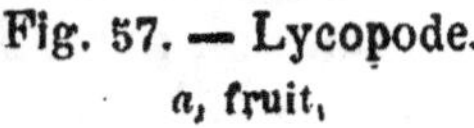
Fig. 57. — Lycopode. *a*, fruit.

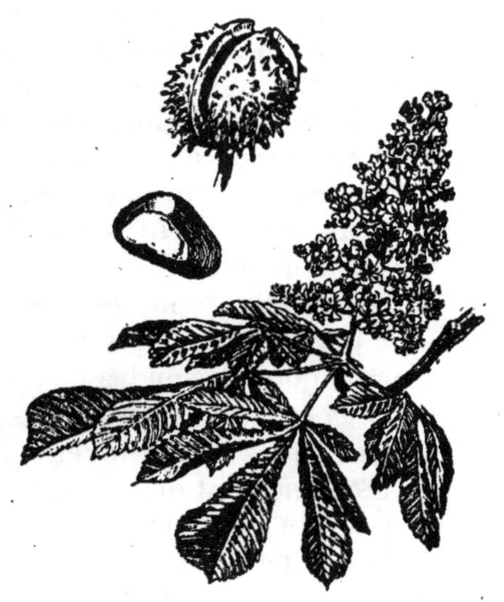
Fig. 58. — Marronnier d'Inde et fruits.

triomphale dans la thérapeutique des troubles de la circulation veineuse. Le marron d'Inde sert, depuis peu, à une série de préparations qui peuvent être considérées comme le remède héroïque des hémorroïdes et des varices. Contre ces désagréables et incommodes affections on emploie, en effet, avec le plus grand succès, les poudres, solutés, élixirs et toutes les formes médicamenteuses auxquelles se prête l'*intrait* de marrons d'Inde.

Il s'agit, dans la réalité, d'un extrait alcoolique repris par l'eau, de manière à obtenir une quintessence d'extrait, à laquelle a été attachée l'appellation spécifique d' « intrait ». Mais les divers produits spécialisés avec l'intrait de marrons d'Inde coûtent fort cher. On aura donc tout avantage à préparer soi-même une solution d'intrait, comme suit. Prenez :

Intrait de marrons d'Inde Dausse......	5	grammes.
Eau distillée ou de pluie............	70	—
Alcool à 90°......................	30	—

On peut se procurer, chez tous les pharmaciens, à la condition de le commander d'avance, l'intrait de marrons, qui sera livré en petits flacons de 5 grammes, garnis d'une poudre au plus haut degré hygrométrique. Pour cette raison, il faudra opérer en observant certaines précautions.

Défaire l'enveloppe entourant le bouchon du petit flacon, dont on frappera le fond à petits coups sur une table, pour y bien tasser le produit qui y est contenu. Enlever le bouchon de verre, garni à son intérieur d'un récipient à chaux vive aménagé pour maintenir le produit à l'état de siccité, verser dessus quelques gouttes d'eau et remuer vivement avec une petite baguette de verre, en ajoutant de l'eau petit à petit, pour dissoudre ce qui sera possible d'intrait. Introduire la solution, par parties, dans un flacon de 100 centimètres cubes et continuer à lessiver l'intrait avec l'eau jusqu'à épuisement des 70 grammes. Compléter le flacon avec la quantité indiquée d'alcool. On prendra de cette solution, dans un peu d'eau sucrée, dix, quinze, vingt ou trente gouttes et plus, aux repas, suivant les besoins et la gravité de l'état hémorrhoïdaire. Il faut s'habituer à établir soi-même la dose nécessaire, en observant que le but à atteindre est une atténuation très sensible des douleurs qui, d'ordinaire, accompagnent les hémorrhoïdes. L'amélioration s'obtient très rapidement et très sûrement dans tous les cas. Pour les varices, quelle qu'en soit la gravité, il suffira de 20 gouttes deux fois par jour. Une dose supérieure serait simplement inutile.

Mauve (*fig.* 59). — Plante commune qui fournit, à l'état frais, des fleurs rosées, lesquelles desséchées, tournent au mauve. Ces fleurs sont très employées, en infusions, contre le rhume, comme adoucissantes et béchiques. Les feuilles sont émollientes et rafraîchissantes, par le mucilage qu'elles renferment.

Mélilot (voir page 35). — Plante à feuilles délicates, avec des grappes de fleurs jaunes, répandue à foison dans les prés et les endroits pierreux. Desséché, le mélilot acquiert une odeur aromatique spéciale, qui rappelle celle de la fève tonka. L'infusion constitue un très bon remède contre les

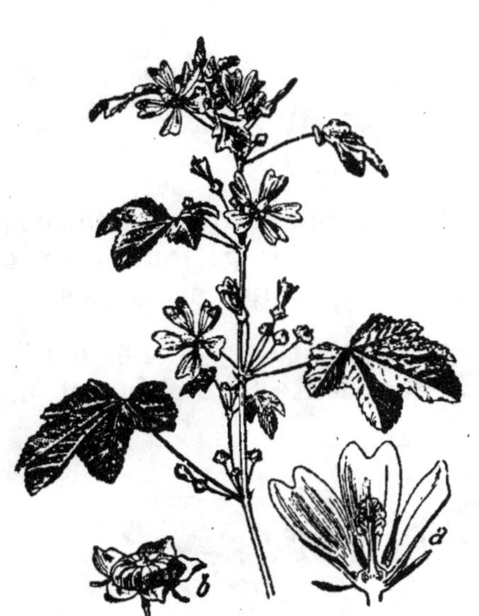

Fig. 59. — Mauve.
a, coupe d'une fleur ; *b*, fruit.

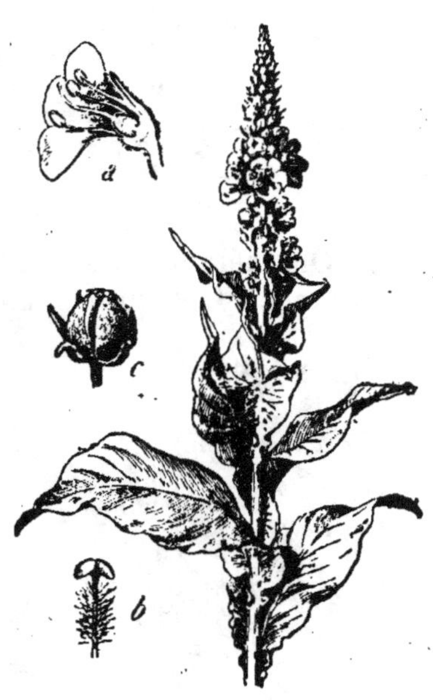

Fig. 60. — Molène.
a, coupe d'une fleur ; *b*, pistil ; *c*, graine.

affections bénignes des yeux : conjonctivite légère, etc. Employer tiède en lotions, plusieurs fois répétées.

Menthe (voir page 35). — Cette plante fait, en Angleterre et dans le Midi de la France, l'objet d'immenses cultures, en vue de la production de l'essence de menthe.

L'usage de la menthe sèche en infusion est populaire contre les coliques et comme excitant carminatif.

Molène (*fig.* 60). — Plante connue surtout sous le nom de *bouillon blanc*. Elle est commune dans les endroits incultes, où on la rencontre à l'état de touffe basse à feuilles blanchâtres épaisses, du centre de laquelle émerge une grande tige droite. Les fleurs, d'un beau jaune, s'ouvrent successivement, de bas en haut, pressées tout à l'entour de la hampe. Rafraîchissant, béchique : entre dans la composition des quatre-fleurs. Donnons, en passant, la formule des *fleurs pectorales*. Prenez :

Fleurs de bouillon-blanc.........	de chaque : Parties égales.
— de coquelicot............	
— de guimauve............	
— de mauve..............	
— de pied de chat..........	
— de tussilage............	
— de violette.............	

On mélange les fleurs les unes aux autres; on conserve au sec. Les quatre-fleurs sont d'un usage journalier, en infusion, comme pectorales.

Noyer (*fig.* 61). — Les feuilles contiennent du tannin, et une

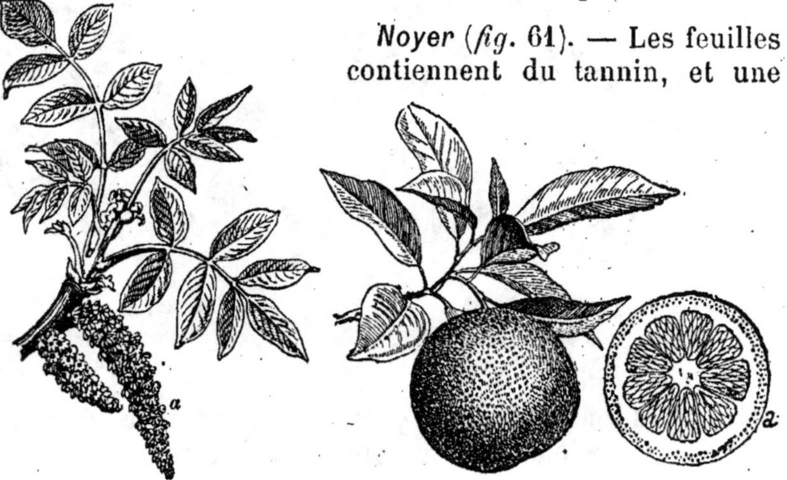

Fig. 61. — Noyer. Fig. 62. — Oranger. *a*, coupe d'un fruit.

matière âcre et amère qui semble être un tonique puissant. Mais c'est surtout pour l'usage extérieur qu'on utilise les feuilles de noyer. On en fait un décocté, qui est des plus employés pour combattre les flueurs blanches des femmes. La dose, pour un litre de décoction, est de 50 grammes. Mettre un litre et demi d'eau, puis réduire à 1 litre.

Oranger (*fig.* 62). — Les feuilles sont employées à l'état d'infusion, comme stomachiques et digestives.

Les fleurs servent à la préparation d'une eau distillée dont il est journellement fait usage dans tous les ménages. Le fruit se mange. Les diverses parties du végétal fournissent des essences; les fleurs, celle de *néroli*, les fruits, celle dite « de Portugal »; les orangettes, celle de *petits grains*. L'écorce d'orange amère, desséchée, sert à la préparation d'un sirop très ordonné par les médecins.

Orge. — Céréale dont la médecine utilise la décoction, soit comme base à une préparation adoucissante, ou pour couper le lait donné aux nourrissons. L'eau d'orge est très riche en matières nutritives dissoutes.

Ortie blanche (voir page 32). — Plante dont le vrai nom est *lamier blanc*, très commune dans les endroits peu fréquentés. Les fleurs, situées à l'axe des feuilles, sont blanches. Desséchées, elles passent pour posséder une certaine efficacité contre la leucorrhée. En infusion, 5 grammes pour 1/2 litre d'eau bouillante.

Oseille. — Sert à faire le bouillon d'herbes, dont les personnes qui se purgent doivent faire leur boisson. Voici la recette du bouillon d'herbes :

Feuilles fraîches d'oseille	40	grammes.
— de laitue	20	—
— de poirée	10	—
— de cerfeuil	10	—
Sel marin	2	—
Beurre frais	5	—
Eau	1 000	—

Laver les plantes, les faire cuire dans l'eau, passer. Ajouter le sel et le beurre.

Pavot (*fig.* 63). — La médecine populaire fait une consommation exagérée des capsules du pavot. Dans le nord de la

France, où l'on cultive le pavot, pour sa graine, qui fournit par expression l'huile blanche, les commères ont la néfaste habitude d'administrer aux nouveau-nés, pour les empêcher de crier, du « dormant » — qui n'est autre qu'une infusion de pavot. Les têtes ont des propriétés narcotiques* très prononcées; ce qui se comprend facilement puisque, dans d'autres régions, en Orient, on en extrait un suc qui, dessé-

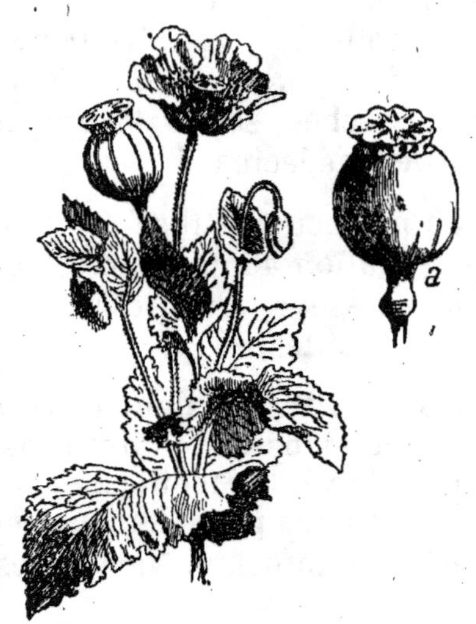

Fig. 63. — Pavot.
a, fruit.

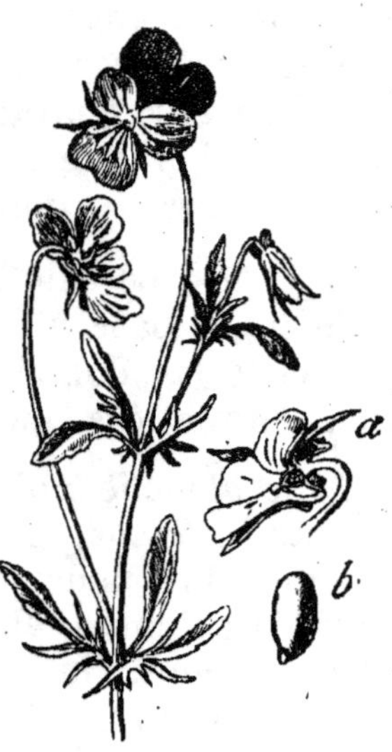

Fig. 64. — Pensée sauvage.
a, fleur; b, fruit.

ché, est l'*opium*. Les infusions de pavot sont donc calmantes, et il faut apporter la plus grande circonspection dans leur emploi.

Pensée sauvage (*fig.* 64). — Plante commune dans les champs; on l'emploie entière, en infusions, comme dépuratif, dans les maladies cutanées.

Produits allemands (antipyrine, aspirine, pyramidon, etc.). — Au cours de ces vingt dernières années, les fabriques allemandes de matières colorantes artificielles ont introduit chez nous, en nombre considérable, des produits à usage médical provenant de l'utilisation des résidus de leur fabrication de colorants dérivés du goudron de houille.

Un premier et retentissant succès, obtenu à l'apparition de l'*antipyrine* du docteur Knorr, bruyamment prônée contre l'élément douleur, dans les affections à caractère fébrile, en reléguant à l'arrière-plan de la thérapeutique le sulfate de quinine, de production française, estimé jusqu'alors bon et suffisant, encourageait les Allemands à intensifier leur propagande en faveur d'une foule de substances dues à l'ingéniosité synthétique de leurs savants, et qui furent vantées tour à tour comme des panacées d'une efficacité certaine contre les maladies les plus diverses. C'est ainsi que nous avons assisté à la vogue successive et éphémère de l'*aseptol*, de l'*aristol*, de la *microcidine*, du *bétol,* du *dermatol*, de l'*hypnone*, de l'*antifébrine*, de l'*exalgine*, de la *phénacétine*, du *salophène*, de la *thalline*, de la *kaïnine*, de l'*orexine* — j'en passe et des pires! Il ne reste rien aujourd'hui à exhumer de cette nécropole...

Mais personne n'a jamais songé à nier l'utilité incontestable de l'antipyrine. A côté de celle-ci, comme spécifique des manifestations douloureuses de la diathèse rhumatismale, s'est classée avec succès l'aspirine. A noter encore le *pyramidon*, employé dans les cas où on a cru s'apercevoir que l'emploi de l'antipyrine laisse à désirer.

Il s'agit ici, au demeurant, de produits complexes dont la composition peut être modifiée à l'infini, en servant de prétexte, chaque fois, à des publicités mensongères et exagérées. Et les laboratoires allemands n'y ont guère mis de mesure. Il faudra, en conséquence, se montrer extrêmement prudent avant d'accueillir un remède nouveau, quel qu'il soit, et ne l'adopter que s'il a reçu la sanction, légalement exigible, de l'Académie de médecine.

Quassia amara. — Arbre de Surinam. On utilise les copeaux du tronc et des racines. Ils ont une saveur très fortement amère, sans astringence. Pour préparer l'eau de quassia, il faut opérer à froid. On dépose, au fond d'une carafe, quelques copeaux; on garnit d'eau. On laisse macérer quelques heures, et le liquide est bon à consommer, pour couper le vin aux repas. Le quassia stimule l'appétit. Ne pas se servir de gobelets en quassia, parce qu'ils ne tardent pas à moisir.

Rhubarbe (*fig.* 65). — La pharmacie vend la rhubarbe en poudre, par dose de 60 centigrammes et d'un gramme. Une dose, prise entre deux tranches de soupe, ou dans du pain azyme, détermine une purgation légère. La rhubarbe nous vient, en morceaux, de la Chine. C'est la racine d'un végétal du genre *Rheum*.

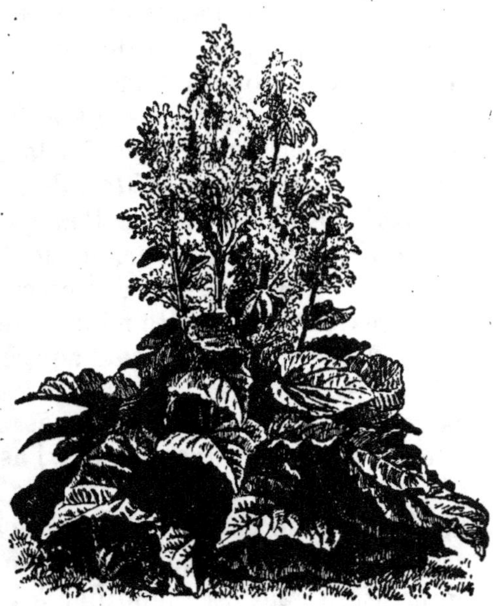

Fig. 65. — Rhubarbe.

Roses. — La thérapeutique utilise les pétales de plusieurs variétés : *rose pâle* ou *rose à cent feuilles*, pour la préparation de l'eau distillée; *rose de Damas* ou *rose de Puteaux*, qui donne l'essence de rose; *rose de Provins*, qui sert à la confection du *miel rosat*. Cette dernière est astringente, et convient pour faire des gargarismes et des injections.

Sapin (bourgeons de) [*fig.* 66]. — Sont couverts d'une substance *résineuse*, à laquelle ils doivent leurs propriétés anticatharrhales. Il faut faire infuser les bourgeons de sapin, se gardant de les faire bouillir. Mettre 20 grammes pour un litre d'eau bouillante

Séné (*fig.* 67). — Feuilles produites par diverses espèces de *Cassia*. Purgatives, elles entrent dans la confection d'un certain nombre de compositions officinales. A la dose de 10 grammes, en infusion dans de l'eau, le séné purge assez fortement, non sans déterminer parfois des coliques. Le mieux est de se servir des follicules ou gousses, qu'on fait macérer à froid, pendant douze heures dans une tasse d'eau (4 grammes). Prendre de grand matin, en une fois. Les feuilles de séné sont aussi très employées dans la confection des lavements.

Spécialités pharmaceutiques. — Depuis quelques années, une extension considérable a été donnée à l'exploitation du

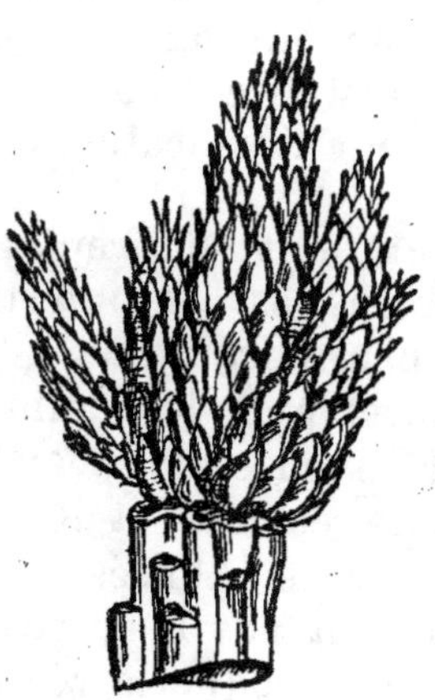

Fig. 66. — Bourgeon de sapin.

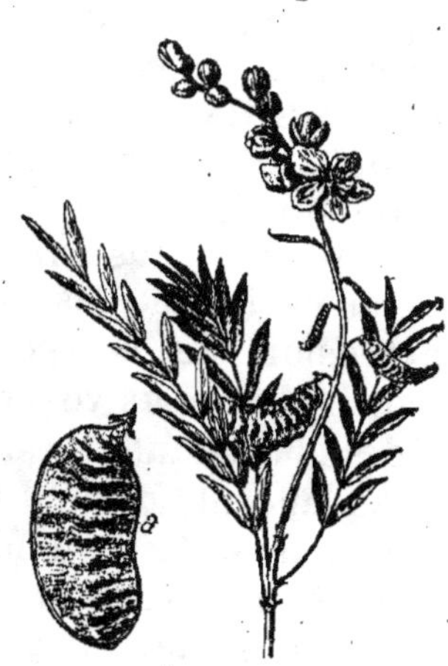

Fig. 67. — Séné. *a*, fruit.

malade par certains industriels, propagandistes de produits pharmaceutiques spécialisés sous l'égide de la marque déposée.

A l'origine, le médicament spécialisé représentait simplement une amélioration de son mode de préparation indiqué au *Codex*. En le portant sur son ordonnance, le médecin savait pouvoir compter sur un produit toujours semblable à lui-même, en quelque pharmacie que son client fût amené à l'acheter. Souvent encore, l'inventeur d'uu médicament nouveau, expérimenté avec succès par les autorités médicales les plus qualifiées, s'était légitimement réservé — comme par exemple dans le cas de la *pelletiérine* de M. Tanret — le bénéfice de sa découverte, en la « spécialisant » à son nom, sous une forme particulière déterminée. A ceci rien à dire.

Mais bientôt cette spécialisation a dévié, poussée par des manieurs d'argent sans scrupules vers des fins uniquement mercantiles. En douteriez-vous? Le mal est devenu pressant à ce point, que le législateur a fini par s'émouvoir. Un projet de loi a été déposé pour arriver à enrayer les agissements d'une spéculation devenue par trop fréquente et qui se propose pour enjeu la santé des naïfs pris à l'appât grossier de publicités outrageusement mensongères. De l'exposé des motifs de la proposition en instance devant la Chambre des députés, nous détachons, pour l'édification du lecteur, ce qui suit (1) :

« L'un des plus grands maux dont souffrent le public, les médecins et les pharmaciens est incontestablement l'extension de la spécialité pharmaceutique. Plus nous allons, plus nous voyons se développer le nombre des remèdes charlatanesques. De toutes parts, des sociétés financières lancent, à grand renfort de réclames et de prospectus mensongers, de prétendues panacées. Abusés, les malades prennent ces produits et ne tardent pas à en ressentir les déplorables effets. Il y a là une escroquerie réelle, que le Parlement ne saurait laisser durer, et contre laquelle le gouvernement ne fait rien, vu la multiplicité de ces remèdes.

On vante les spécialités en prétendant qu'elles sont des inventions. La plupart des spécialités ne sont pas des inventions; bien peu d'entre elles sont le fruit d'un travail sérieux. Que faut-il, en effet, pour lancer une spécialité? Avoir des capitaux, prendre à gages un pharmacien, donner à une formule connue un nom plus ou moins fantaisiste, payer des médecins pour qu'ils donnent des certificats de complaisance, faire publier aux quatre coins du pays des

(1) Proposition de loi sur l'exercice de la pharmacie, présentée par MM. Édouard Barthe et Gaston Lalanne, députés. (*Annexe au procès-verbal de la séance du 20 décembre 1912*. N° 2430).

réclames trompeuses. Voilà comment procèdent la plupart des sociétés financières qui possèdent des spécialités. Qui ne voit le danger d'un pareil état de choses? »

Ce tableau de la spécialité pharmaceutique moderne est conforme à la plus stricte réalité. Alors, qu'y aurait-il à faire? Donner satisfaction au vœu émis, le 24 février 1914, par l'Académie de médecine et dont voici le texte :

« L'Académie de médecine,

« Considérant qu'un grand nombre de spécialités pharmaceutiques sont en réalité des médicaments que, sans en connaître la composition, le médecin ordonne et que le pharmacien délivre souvent sans ordonnance; que leur désignation n'a aucun rapport avec leur composition, et que leur vente constitue aujourd'hui non seulement un véritable abus, *mais encore un réel danger*,

« Émet le vœu

« Qu'une réglementation du commerce de ces produits intervienne pour sauvegarder les intérêts de la santé publique et oblige leurs auteurs à en donner la formule intégrale ».

Voilà qui est parfait. Mais à la base de la réglementation future devra intervenir la stricte obligation, pour le spécialiste, de justifier qu'il est à la fois possesseur du diplôme qui lui permet d'exercer la pharmacie et propriétaire véritable de la marque commerciale du produit. On comprend très mal, en effet, que la jurisprudence en cours fasse un devoir au pharmacien qui exploite une officine ouverte au public, d'abord d'être muni du titre légal, ensuite d'être *personnellement* en nom au point de vue du bail des locaux servant à l'exploitation. Il est dès lors permis de se demander par suite de quelle singulière et coupable tolérance l'administration permet à n'importe qui de prôner et de vendre des remèdes sous forme de spécialités pharmaceutiques, à la condition unique que celles-ci portent sur l'étiquette le nom d'un pharmacien diplômé lequel, salarié, n'est jamais, dans la réalité juridique, qu'une personne interposée ayant loué son parchemin à des non-pharmaciens pour leur permettre d'exercer la pharmacie dans un but unique de lucre, et qui devraient dès lors être poursuivis pour exercice illégal par complicité.

Sulfate de magnésie. — Sel purgatif en petits cristaux. Retiré des eaux de la source d'Epsom, en Angleterre. La dose purgative moyenne est de 45 grammes, que l'on fait dissoudre dans un demi-litre d'eau. Boire par verrées, de dix en dix minutes. C'est la base de l'eau de Sedlitz.

Sulfate de quinine. — Médicament héroïque contre les fièvres paludéennes, les migraines, les névralgies. On devra toujours en avoir dans les provisions de la pharmacie domestique. S'emploie en cachets de 25, 30 et 50 centigrammes, suivant les nécessités du moment. Avant de faire les cachets, passer au mortier le sulfate floconneux, pour le réduire en poudre, qu'on pourra alors facilement faire tenir dans les cachets.

Sulfate de zinc. — Appelé aussi *vitriol blanc*. Il est, en effet, extrêmement toxique. Il trouve son emploi à l'extérieur comme astringent, en collyre, lotions et injections.

Sulfure de potassium. — Se présente dans le commerce sous l'aspect de plaques épaisses brunâtres, dégageant une forte odeur d'œufs pourris. Ce corps sert à faire des bains dits « de Barèges ». La dose est de 125 grammes, que l'on met à fondre dans l'eau du bain, pour lequel il faudra se servir d'une baignoire de bois, ou d'une baignoire émaillée. Conserver ce sulfure dans des pots en terre vernissée bien bouchés. C'est un parasiticide précieux des maladies des plantes d'ornement. On dissout 3 à 4 grammes de sulfure dans un litre d'eau, et l'on s'en sert à l'aide d'un pulvérisateur : très efficace contre le « blanc » du rosier.

Sureau. — Il faudra avoir toujours, en provision, des fleurs de sureau, dans le droguier de la pharmacie domestique. Ces fleurs, d'une odeur agréable, ont des applications multiples. L'infusion de sureau est un excellent résolutif, dans tous les cas inflammatoires. On fait des compresses tièdes, que l'on renouvelle tous les quarts d'heure. A employer partout où il y a fluxion ou gonflement.

Talc. — Poudre blanche, onctueuse au toucher, qu'on substitue généralement à l'amidon, pour poudrer. C'est un silicate de magnésie naturel qui ne se laisse pas mouiller facilement. De plus, ce produit est d'un bon marché extrême, ce qui explique sa vogue. Le talc est employé aussi, sur une très grande échelle, à la falsification des farines.

Tilleul (voir page 34). — Tout le monde connaît ce végétal charmant. Les fleurs de tilleul sont des plus employées en infusion, comme antispasmodiques; elles sont douées d'une odeur particulière très agréable, qui rappelle un peu l'oranger. A la campagne, il est loisible à chacun de faire sa provision de tilleul : on dessèche, à une chaleur douce, les fleurs, avec leurs bractées. A l'extérieur, on emploie le tilleul en bains. Voici la formule :

Fleurs de tilleul................	500	grammes.
Eau bouillante................	10 000	—

Faire infuser une heure, passer; ajouter à l'eau du bain.

Violette (voir page 30). — Les fleurs sèches du commerce paraissent beaucoup moins aromatiques que celles de nos jardins; c'est qu'elles proviennent d'espèces de montagne. L'infusion de violettes jouit d'une vogue universelle, comme laxative, béchique, émolliente. La violette entre dans la composition des quatre-fleurs.

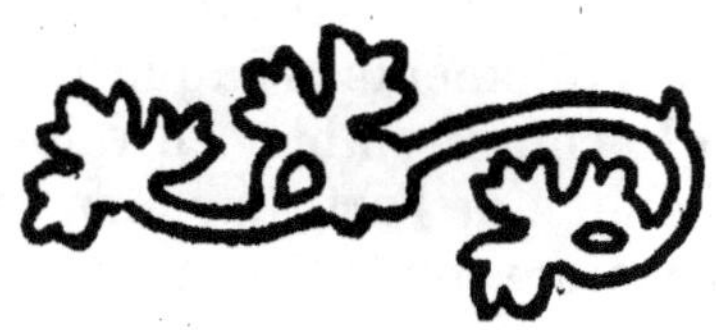

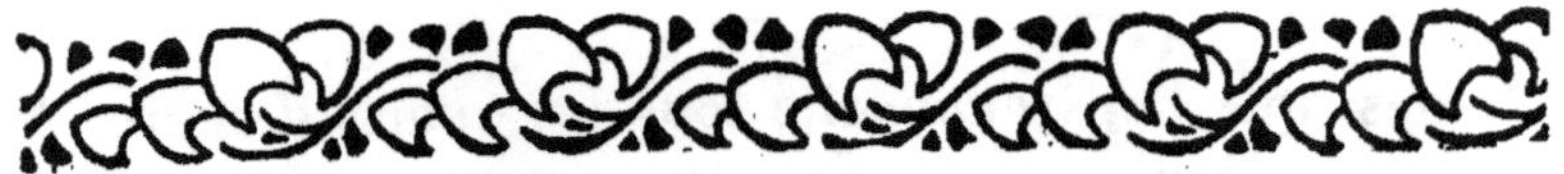

APPENDICE

I. — Comment on procède à un pansement sommaire. — Manière d'employer le diachylon et les taffetas adhésifs.

Un accident est vite arrivé. C'est une auto qui culbute, projetant dans le fossé proche son chargement humain ; un cheval qui s'emballe, causant la chute de son conducteur ou des personnes qu'il voiturait. Ou bien c'est un passant, surpris par un véhicule, qui a un membre écrasé. Ou, plus simplement, on se blesse en procédant à quelque travail urgent, dans la maison. Bosses, contusions, fractures, plaies, coupures sont choses auxquelles il faut s'attendre et pouvoir remédier, dans la mesure du possible, en attendant l'arrivée du médecin. Car, bien entendu, nous n'aurons pas la prétention de réduire une fracture, de remettre un membre en sa place ; mais tout au moins nous sera-t-il possible d'apporter, sur-le-champ et provisoirement, quelque secours au patient.

Est-il bien utile de recommander, à ceux qui relèvent un blessé, les plus grandes précautions, pour ne pas le faire crier. Donc, le transporter avec tous les ménagements possibles, écarter les vêtements, s'enquérir des parties du corps atteintes, et si la chose semble en valoir la peine, mander au plus tôt l'homme de l'art. Car bien souvent, il ne s'agira que d'une courbature ou de contusions peu importantes, qui céderont à la suite de quelques jours de repos.

Mais, dans certains cas, il y aura des plaies ou des coupures. Si les plaies n'ont pas une grande superficie, et si elles ne sont qu'en surface, elles guériront spontanément, à la seule condition qu'elles soient soustraites à toutes causes possibles d'infection. Il faudra donc les laver soigneusement avec de l'eau bouillie légèrement phéni-

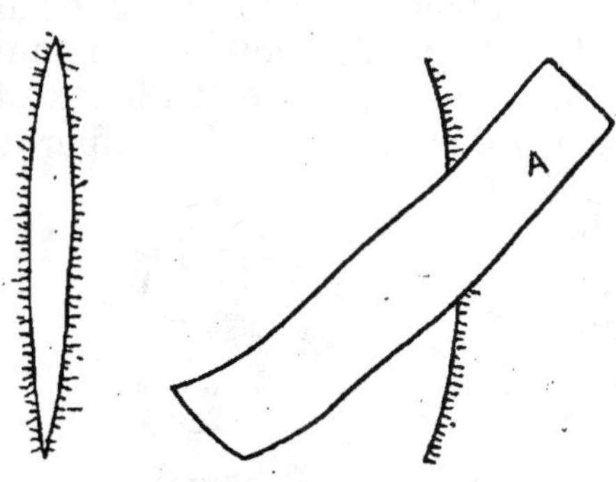

Fig. 68. Aspect d'une coupure.

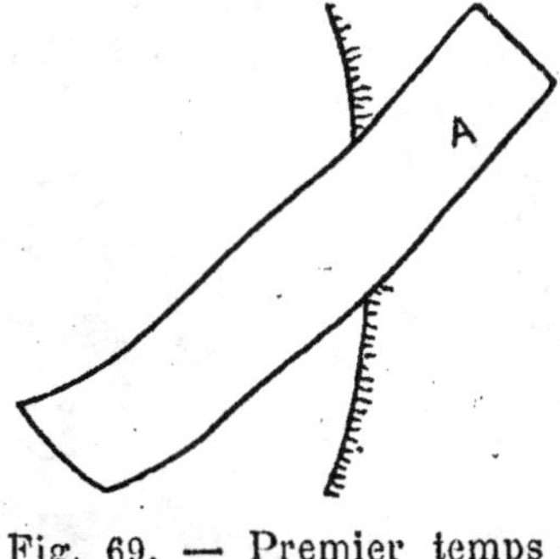

Fig. 69. — Premier temps du pansement. On fixe l'extrémité A de la bande de taffetas.

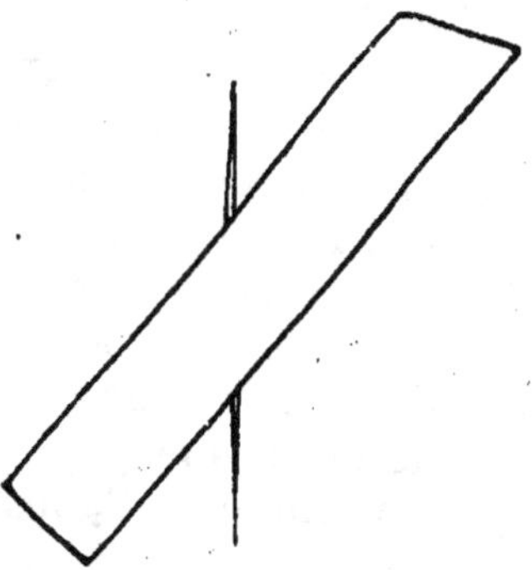

Fig. 70. — Deuxième temps. La plaie a les deux bords réunis par la bande de taffetas.

quée (2 pour 1 000), puis on pourra panser, soit à l'eau phéniquée ordinaire, soit à l'eau boriquée, soit avec de l'eau blanche additionnée d'un peu de teinture d'aloès (10 pour 1 000). Ne jamais employer de corps gras pour le pansement des plaies; ceux-ci ont tendance à amener de la suppuration.

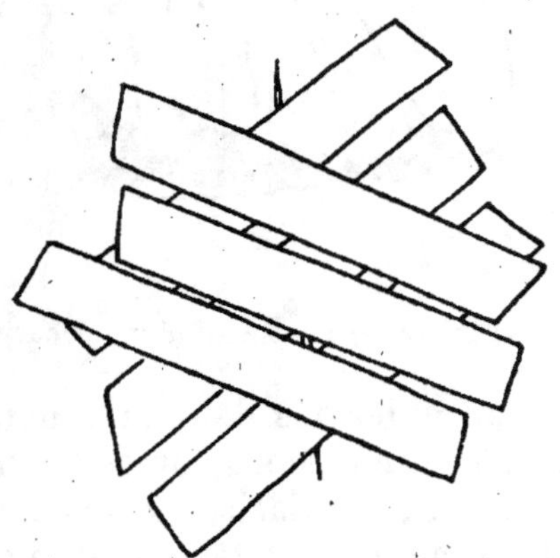

Fig. 71. — Troisième temps. La plaie est entièrement pansée au taffetas.

Au contraire, il s'agit d'une ou de plusieurs coupures : les chairs sont tailladées. Si les coupures sont peu importantes, on se servira pour rapprocher les chairs, de taffetas adhésif ou taffetas français. Car le but à atteindre sera toujours de réunir, par première intention, les deux bords de la coupure dont l'aspect sera semblable à la figure ci-contre (*fig.* 68). On ne peut donc pas se borner à placer par-dessus, sans autre forme de procès, un morceau de taffetas mouillé. Ce n'est pas cela du tout.

Il faut d'abord mouiller le côté droit de la plaie (*fig.* 69), de façon à ce qu'il soit largement humecté. On coupe alors une bande de taffetas adhésif, que l'on colle par le bout A. Quand le taffetas tient bien, avec le pouce et l'index de la main gauche, on réunit les deux bords de la coupure; on fait mouiller par un aide l'autre côté, et on applique alors le bout flottant du taffetas sur la peau, de façon que la plaie ait, à ce moment, l'apparence donnée par la figure 70. Il ne restera plus, alors, qu'à coller une autre bande de taffetas, dans le même sens, en haut et une en bas, puis d'en coller autant dans l'autre sens, comme il est indiqué figure 71. L'occlusion sera ainsi à peu près complète, ne laissant que de très petits jours à l'air, mais ce qui aura l'avantage de prévenir toute accumulation dangereuse de pus, pour le cas où quelque poussière putride se trouverait enfermée dans la coupure.

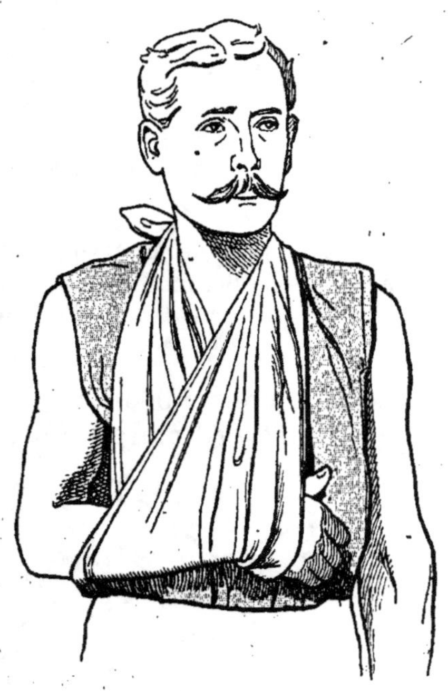

Fig. 72. — Dispositif d'une écharpe.

Pour les coupures de grandes dimensions, on se servira, non plus de taffetas adhésif, mais de diachylon des hôpitaux. Couper des bandes, faire adhérer fortement à un côté de la coupure, malgré le sang qui peut s'échapper, prescrire à un aide de réunir, à l'aide des doigts de ses deux mains, les bords de la plaie, et faire coller de l'autre côté son diachylon, de façon à rapprocher les bords, en les empêchant de s'écarter. Placer d'autres bandes de diachylon, dans les deux sens. Nettoyer, recouvrir avec une feuille d'ouate, puis faire tenir par le moyen d'une bande de toile.

Jamais, pour arrêter le sang qui gicle, jamais n'avoir recours au perchlorure de fer : ce serait vouer le patient à une embolie certaine. Pourtant, une artère est tranchée; comment faire? La veine saphène, coupée, lance un formidable jet de sang. Y porter la main, faire la compression du vaisseau avec les doigts, en attendant que les bords de

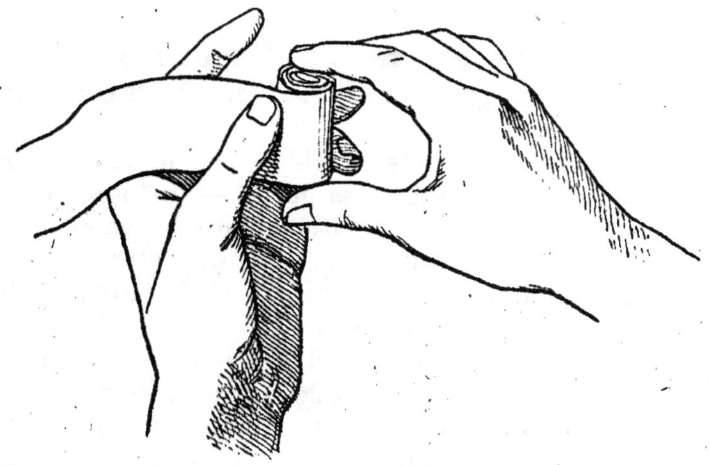

Fig. 73. — Comment on enroule une bande de pansement.

la plaie puissent être recollés par un autre opérateur. Plus tard, le chirurgien procédera aux ligatures indispensables. Telle est la marche, en attendant que le praticien puisse apporter à la situation les remèdes que celle-ci comporte. Et cela est important, parce qu'il pourrait arriver, si on laissait l'hémorragie suivre son cours, que le médecin trouve le malade dans le coma. J'y insiste donc encore, et tout particulièrement. Les pansements d'urgence ne doivent pas du tout consister dans le fait de placer, sur une plaie ou une coupure tout bonnement ce qu'on peut avoir sous la main, en fait de taffetas adhésif ou de diachylon. Sans doute, c'est fort simple, mais le procédé est vicieux. Ce qu'il faut absolument, c'est rapprocher les deux bords de la plaie, toujours, et les maintenir adhérents par le moyen de bandelettes de taffetas ou de diachylon, placées comme je viens de l'indiquer.

D'autre part, lorsque le médecin a institué le traitement d'une fracture au bras, il recommande de placer le membre dans une écharpe. Comment? La figure 72 donnera, à ce sujet, les précisions nécessaires.

Quand on retire la bande, il faut l'enrouler d'une certaine façon (*fig.* 73), sans la laisser trainer à terre.

II. — Comment on s'assure facilement de la qualité d'un lait ou d'un vin.

Dans l'état actuel des falsifications du lait, il n'est plus qu'un seul critérium de sa pureté — le dosage du beurre. Car, quoi qu'on ait dit, la fraude ne s'exerce guère, aujourd'hui, que par mouillage à deux variantes : 1° emploi de l'eau; 2° addition de petit-lait, celui-ci provenant des écrémeuses, chez les producteurs en gros. Combien y a-t-il de beurre dans un litre de lait honnête? La quantité a été trouvée osciller entre 30 et 36, voire 38 et même 40 grammes. Le minimum exigible a été officiellement fixé à 30 grammes. Donc, tout lait qui ne contient pas 30 grammes de beurre par litre sera réputé falsifié par mouillage. Mais comment s'en assurer? Décrivons deux procédés, le premier très simple, mais long; le second exigeant l'emploi d'un petit appareil qui permet un dosage rapide.

Premier procédé. — Se procurer du sable fin qu'on desséchera. En peser 50 grammes que l'on disposera au fond d'une petite capsule; peser par-dessus 103 grammes du lait à essayer. Évaporer doucement dans un four modérément chauffé, qu'on laissera ouvert, de façon à obtenir un résidu sec et pulvérulent. Introduire ce résidu dans un flacon de grandeur telle qu'il ne soit qu'à moitié rempli : verser dessus de l'ether, en quantité suffisante, pour amener le volume aux deux tiers; laisser digérer quelques heures en agitant. Disposer un tampon de coton dans la douille d'un petit entonnoir, qu'on maintiendra au-dessus d'une petite capsule dont on aura soigneusement noté la tare. Verser dans l'entonnoir le contenu du flacon : éther, sable et lait desséché. Porter le liquide clair de la capsule à l'air libre, pour laisser l'éther s'évaporer spontanément. Il restera, au fond, la quantité de beurre extraite de 100 centimètres cubes de lait. Peser la capsule ; l'augmentation de poids, exprimée en grammes et centigrammes, et multipliée par dix, donnera la contenance de la matière grasse par litre. Toutes ces manipulations, à cause de l'éther, corps éminemment inflammable et explosible, doivent être faites loin de tout foyer de lumière.

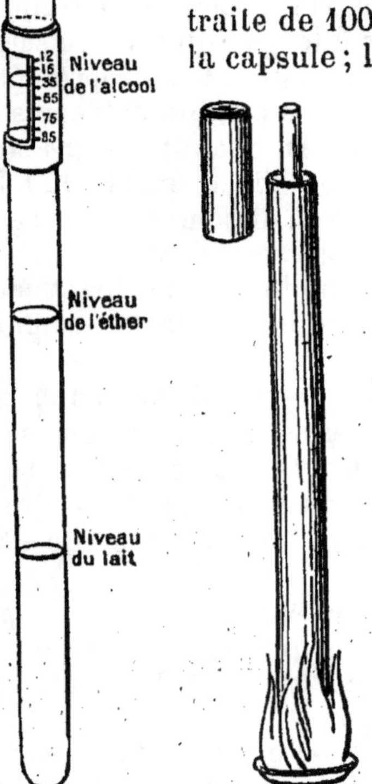

Fig. 74. Lactobutyromètre de Marchand pour le dosage rapide du beurre contenu dans le lait.

Fig. 75. Tube en fer-blanc servant de bain-marie.

Deuxième procédé. — Se procurer le lactobutyromètre de Marchand : on le trouvera chez tous les fabricants de verreries pour laboratoires. Il se compose d'un tube (*fig.* 74) en verre portant des graduations, contenu dans un tube en fer-blanc, qui sert de bain-marie (*fig.* 75).

Le tube de verre, fermé à sa partie inférieure, est divisé en trois parties égales de 10 centimètres cubes. On verse du lait dans le tube jusqu'à l'endroit indiqué ; on ajoute deux gouttes de soude caustique. Sur le lait verser de l'éther, boucher avec le pouce et agiter. Ajouter de l'alcool à 90 degrés (les niveaux de l'éther et de l'alcool sont marqués sur le tube). Mélanger, boucher le tube au liège, et le maintenir quelques instants dans le tube en fer-blanc rempli d'eau que l'on échauffe vers 40 degrés, en allumant au pied de l'appareil un peu d'alcool, disposé dans la cuvette soudée à sa base. On voit alors une couche huileuse se rassembler à la partie supérieure du tube de verre, dont la dernière division est encore subdivisée en dixièmes et en centièmes. On note le nombre de divisions occupées par la matière oléagineuse (le beurre). Pour avoir la quantité par litre, on se sert de la formule suivante : $x = n \times 2,33 + 12,60$, x représentant la quantité de beurre cherchée, n le nombre de degrés obtenus au lactobutyromètre, 2,33 la quantité en grammes représentée par chaque degré de l'instrument, 12,60 la quantité de matière grasse restée en dissolution dans l'éther alcoolique et qui n'a pu, en conséquence, être séparée. Si l'appareil est muni du curseur gradué, on lit directement, sans calcul, la teneur en matière grasse du lait soumis à l'essai.

Les indications fournies par l'appareil Marchand sont précieuses, mais toutes relatives. Car nous savons seulement, après cette manipulation très simple, ce que le lait contient de matière grasse, que nous supposons être du beurre, n'étant pas outillés pour fixer son identité d'une façon certaine et indiscutable.

Passons au vin. Comment s'y prend-on, aujourd'hui pour frauder le vin? La réponse à cette question nous est fournie par un article paru dans une publication hebdomadaire de Paris, dont un extrait ci-dessous (1) :

« Dans des usines disposant de capitaux puissants, on rassemble des stocks considérables de vins naturels achetés chez les vignerons. Ces vins sont distillés dans le vide, à basse température (24 degrés centigrades), jusqu'à ce qu'ait passé à la distillation la totalité de leur alcool, qu'on transforme en cognacs de grand prix, dépourvus de goût de feu, donc propres à être consommés de suite. Avec les « vinasses » ou résidus demeurés dans la cucurbite de l'appareil, on régénère le vin primitif, par addition d'un alcool

(1) Paul Hubault, *la Falsification des aliments.* (« Revue hebdomadaire » du 12 octobre 1912.)

inférieur quelconque, en volume égal à celui de l'esprit extrait. Le « vin de laboratoire » ainsi obtenu peut être impunément vendu comme vin naturel, puisque sa composition chimique n'a aucunement varié.

D'autres fois, les vinasses seront expédiées à l'étranger, dans les contrées où l'alcool est à très bas prix. Là, on les réalcoolise à leur titre primitif, et ce mélange nous revient, sous le nom d'un vin d'origine, pour être employé à des coupages.

Troisième variante. Les vinasses sont additionnées de sucre, en quantités calculées de telle sorte qu'une fermentation subséquente leur restituera tout l'alcool enlevé. Il pourra arriver encore que les vinasses soient étendues d'eau, en volume égal à celui de l'alcool extrait, et vendues comme vin naturel.

Enfin, on rhabille des piquettes ou vins gâtés, en les distillant dans le vide, pour séparer l'alcool. La distillation est ensuite continuée, pour réduire de moitié le volume du résidu, auquel on restitue l'alcool extrait en premier lieu. La liqueur obtenue, très foncée en couleur et très alcoolique, est versée dans un vin ordinaire quelconque, dont on fait un vin capiteux, qui se vendra à un prix d autant plus élevé qu'il sera plus riche en « degrés ».

Certaines maisons livrent à leur clientèle, en guise de vin, de l' « abondance », en prenant la précaution unique de coller, sur le goulot de la bouteille, un « papillon » minuscule, sur lequel on lit : « Vin à neuf degrés garanti pur »... vin à neuf degrés, c'est à-dire vin mouillé ou étendu d'eau : vin qui, en conséquence, n'est pas du vin. Car le laboratoire municipal exige un minimum de dix parties, en volume, pour cent de vin. Si la teneur en alcool descend au-dessous de ce chiffre, le laboratoire conclut invariablement à la fraude par mouillage. Alors, on serait à l'abri de tout reproche, parce que la clientèle aurait été prévenue? — Je vous vends une marchandise frelatée, c'est évident. Mais, puisque j'ai la délicatesse de vous prévenir, de quoi vous plaindriez-vous? Tel est le raisonnement un peu spécieux imaginé par les fraudeurs, et qui semble pourtant pouvoir se réclamer d'un certain crédit en haut lieu. »

Que ressort-il de tout cela? Évidemment, qu'il faut à tout prix se mettre en mesure de s'assurer par soi-même de la teneur en alcool des vins qu'on achète. Pour y arriver facilement, on se procurera un appareillage connu dans le commerce sous le nom d' « alambic de Salleron » (*fig.* 76).

L'alambic de Salleron, renfermé dans une petite boîte à charnière, se compose de : 1° une lampe A, alimentée par de l'alcool; 2° un ballon de verre B, qui sert de chaudière; 3° un serpentin contenu dans un vase C, qui tient lieu de réfrigérant supporté par trois pieds en cuivre.

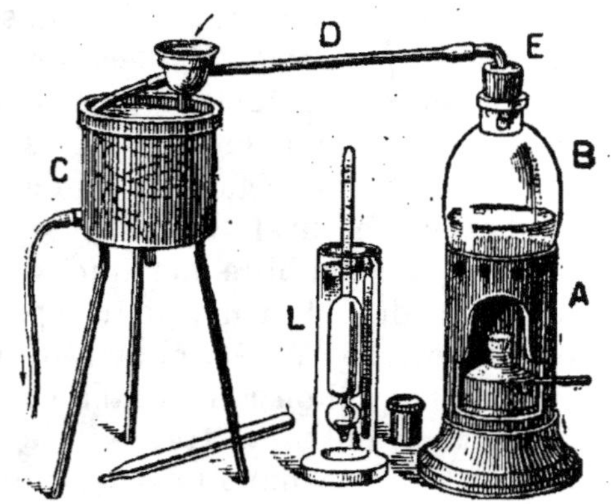

Fig. 76. — Alambic de Salleron pour déterminer rapidement le degré alcoolique d'un vin.

Le serpentin communique avec la chaudière au moyen du tube de caoutchouc D, qui aboutit à un bouchon E, qu'on a adapté au col du ballon B. Une éprouvette L sur laquelle sont gravées trois divisions, est placée en-dessous. De plus, on a à sa disposition un aréomètre et un petit thermomètre. L'appareil s'accompagne d'une instruction détaillée pour l'usage, dont il suffit de suivre scrupuleusement tous les détails de manipulation.

Au résumé, on distille le tiers ou la moitié du vin, suivant sa richesse, et l'on prend le titre de la liqueur obtenue. Ce titre, divisé par 3 ou 2, selon que l'on a recueilli le tiers ou la moitié du liquide à analyser, fournit le titre réel.

Les autres essais du vin, fondés sur des réactions colorées ou des décolorations, ne donnent que des résultats erronés. On pourra d'ailleurs vérifier, à l'odorat et au goût, si l'alcool fourni par l'alambic Salleron est un alcool de bon aloi.

III. — Comment on peut faire soi-même le dosage du sucre dans une urine. — Recherche sommaire de l'albumine.

On sait la fréquence du diabète, et l'obligation où se trouve mis le malade de faire analyser ses urines très souvent. D'où des frais qui peuvent finir par devenir considérables. J'ai donc pensé qu'il pourrait être utile à beaucoup de trouver ici toutes les indications permettant de faire soi-même, dans une urine, très rapidement, le dosage du sucre. En admettant que, faute d'habitude des manipulations de laboratoire, le diabétique se trompe, son erreur, pour les mêmes causes, se reproduira chaque fois identique, ce qui fait qu'il n'en découlera aucun inconvénient sensible. Car c'est la question de rapport qui importe avant tout : savoir si la quantité de glucose augmente ou diminue, et dans quelles proportions. Donc, malgré que l'erreur puisse être à la base, la proportion, au moins, demeurera exacte et c'est cela seul qui compte. Ceci dit, commençons par constituer notre petit matériel, que chacun disposera, dans une boîte en bois, avec l'habileté dont il dispose.

On se procurera : 1° un petit ballon à placer sur une lampe à alcool (*fig.* 77); 2° une pipette jaugée à 10 centimètres cubes (*fig.* 78); 3° une burette de Gay-Lussac graduée en dixièmes de centimètre cube (*fig.* 79); puis de la potasse caustique en pastilles; enfin de la liqueur de Barreswill ou de Fehling. Ce sont là les réactifs : liquides bleus qui vont être décomposés par l'addition d'urine sucrée. Or, le commerce des produits chimiques livre ces produits toujours titrés, c'est-à-dire qu'il est indiqué sur l'étiquette à quelle quantité décimale de sucre correspondent 20 ou 10 centimètres cubes de liqueur bleue. Prenons pour exemple la liqueur de Barreswill, et supposons que 20 centimètres cubes correspondent à 10 centigrammes de glucose. Comment opérer?

Placer le ballon sur la lampe à alcool, y verser 2 à 3 pastilles de potasse caustique (pour maintenir la stabilité de la liqueur bleue quand on chauffera). Puiser avec la pipette de la liqueur bleue, en aspirant avec la bouche jusqu'au trait, deux fois dix centimètres cubes, qu'on versera dans le ballon, ensuite puiser de l'eau 10 centimètres cubes, que l'on ajoutera. Allumer la lampe à alcool, de façon à obtenir une flamme des plus modérées, promener dessus le fond du ballon, en remuant pour faire fondre les pastilles de potasse. Quand ce résultat est obtenu, abandonner sur la flamme. Pendant que le liquide chauffe, remplir la burette d'urine et, lorsqu'on

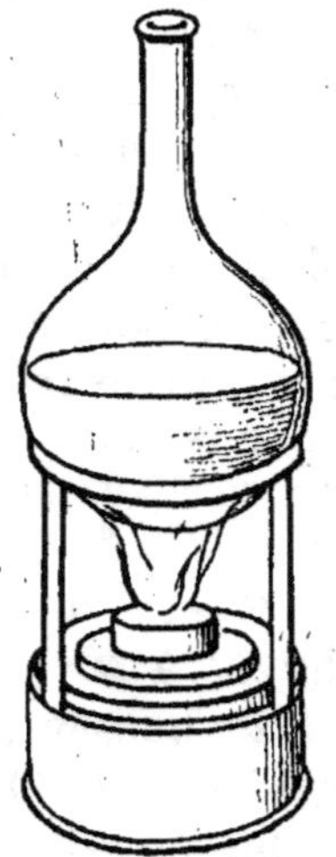

Fig. 77. — Ballon et lampe à alcool.

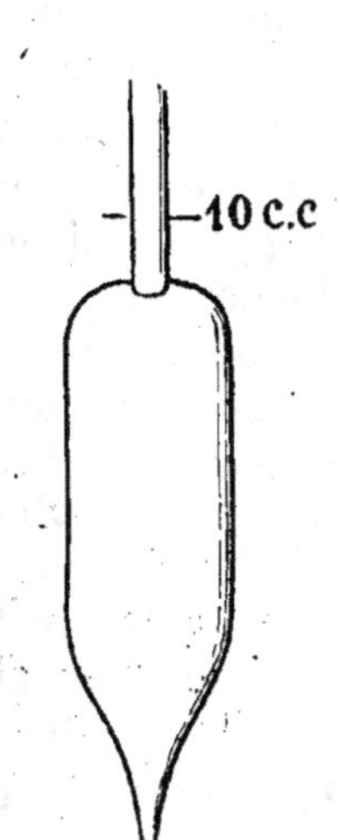

Fig. 78. — Pipette jaugée.

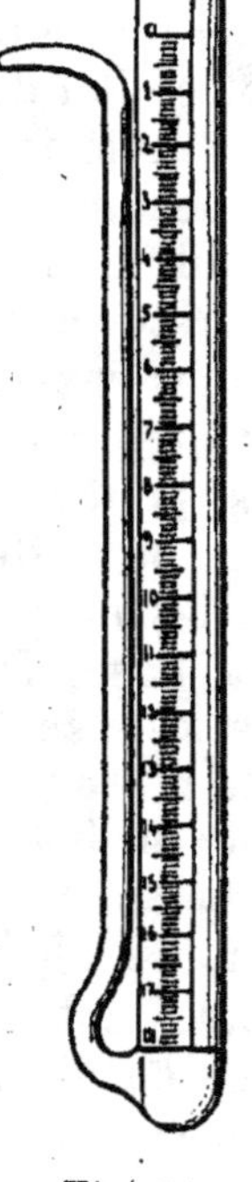

Fig. 79. Burette de Gay-Lussac.

verra bouillir la liqueur bleue, ajouter peu à peu l'urine, en agitant le ballon pour faciliter la décomposition. Pour agiter le ballon sans se brûler, entourer le col avec une bande de carton, dont on tiendra les bouts qui dépassent. Pendant ce temps, que se produit-il?

On voit subitement la liqueur bleue se décolorer, et une poudre rouge brique envahir tout le contenu du ballon :

C'est le sel de cuivre, *réduit* par le sucre de l'urine, qui se dépose à l'état de sous-oxyde. On agite, en ajoutant lentement de l'urine, de façon à obtenir la décoloration complète de la liqueur bleue.

A dire vrai, il est assez malaisé de saisir le moment exact ou le liquide surnageant du ballon n'est plus du tout bleu. Il faudra, pour en juger, laisser reposer un peu le ballon; la poudre rouge gagnera rapidement le fond, et on verra si le liquide, au-dessous, est encore bleu. S'il l'est encore, ajouter, à chaud toujours, de l'urine, jusqu'à ce que la décoloration totale soit obtenue.

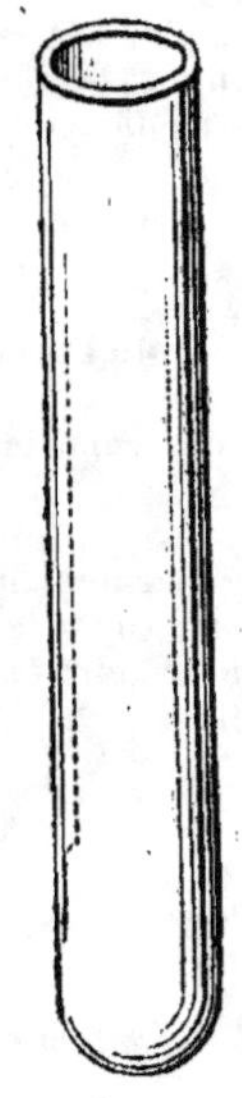

Fig. 80. Tube à essais.

Alors, on lira, sur les graduations de la burette, quel volume d'urine il a fallu exactement pour neutraliser les 20 centimètres cubes de liqueur bleue. Supposons qu'on ait employé 15 divisions de la burette. Qu'est-ce que cela veut dire? Simplement que 15 centimètres cubes d'urine ont neutralisé 20 centimètres cubes de liqueur de Barreswill. Or, cette quantité correspondant exactement à 10 centigrammes de glucose, il s'ensuit la proportion suivante : $15 : 0{,}10 :: 1000 : x$.

Faisons le calcul; nous trouverons que $x = 66{,}66$. L'urine en expérience contient donc 66 gr. 66 de sucre. L'opération ne présente pas de difficultés spéciales : un peu d'habitude suffit.

Enfin, pour s'assurer si une urine contient ou non de l'albumine, il suffira de la chauffer à l'ébullition, quelques minutes, dans un tube à essais (*fig.* 80). L'albumine ne tarde pas à se coaguler en grumeaux qui envahissent la totalité du liquide.

Un autre procédé consiste à ajouter lentement, goutte à goutte et à froid, de l'acide nitrique pur, à quelques centimètres cubes d'urine disposés au fond du tube. L'albumine, s'il y en a, sera immédiatement coagulée par l'acide qui la précipite. S'il arrivait de constater que l'on « fait » de l'albumine, il faudrait sans délai consulter un médecin, en lui faisant part de la découverte.

INDEX-LEXIQUE

Comment utiliser les principaux « simples ».

VÉGÉTAUX.	MODE D'EMPLOI. Quantité par litre.	OBSERVATIONS.
Anis.	Infusion, 10 gr.	Contre les flatuosités.
Armoise.	Infusion, 15 gr.	Pour le retour des menstrues.
Bourdaine.	Infusion, 25 gr.	Pour la liberté de l'intestin.
Bourrache.	Infusion, 15 gr.	Sudorifique. Passer la tisane à travers une flanelle.
Camomille.	Infusion, 8 gr.	Diurétique très usité.
Centaurée	Infusion, 15 gr.	Etats de fièvre légers.
Chiendent	Décoction, 30 gr.	S'emploie avec queues de cerises.
Colombo	Digestion à froid, 15 gr.	Pour ranimer l'appétit.
Coquelicot.	Infusion, 10 gr.	Provoque le sommeil.
Douce-amère	Infusion, 30 gr.	Affections cutanées.
Erysimum.	Infusion, 20 gr.	Enrouements.
Eucalyptus.	Infusion (tisane); décoction (inhalations), 5 gr.	Microbicide très usité.
Fumeterre.	Infusion, 20 gr.	Acretés du sang.
Gentiane.	Décoction, 8 gr.	Tonique amer.
Guimauve	Bouillir la racine, infuser les fleurs, 30 gr. (racine), 15 gr. (fleurs).	Remède populaire contre les états inflammatoires.
Houblon.	Infusion, 10 gr.	Pour refaire l'estomac.
Lierre terrestre. .	Infusion, 15 gr.	Contre la toux.
Lin.	Infusion, 10 gr.	La graine de lin entière se prend comme purgatif.
Mauve.	Infusion, 30 gr.	Rhumes légers.
Mélilot.	Infusion, 30 gr. (usage externe).	Affections des yeux.
Menthe.	Infusion, 15 gr.	Digestions difficiles.
Molène	Infusion, 15 gr.	Antiplogistique contre rhumes.
Oranger.	Infusion, 15 gr	Aromatique calmant.
Orge.	Décoction, 30 gr.	Sert dans la médecine des enfants.
Ortie blanche. . . .	Infusion, 10 gr.	Fleurs blanches des femmes.
Pavot.	Décoction, une tête.	N'employer que pour l'usage externe.
Pensée sauvage. .	Infusion, 20 gr.	Impuretés du sang.
Quassia.	Digestion à froid, 4 gr.	Excite l'appétit.
Quinquina.	Décoction, 20 gr.	Poussées de fièvre.
Ronce.	Infusion (tisane); décoction (gargarisme), 20 gr.	Maux de gorge.
Roses.	Infusion, 30 gr.	Maux de gorge.
Salsepareille. . . .	Digestion à chaud, 30 gr.	Affections pulmonaires.
Sapin (bourgeons).	Infusion, 30 gr.	Enrouements.
Sauge.	Infusion, 15 gr.	Maladies cutanées.
Séné.	Digestion à froid, 30 gr.	Engorgements d'intestins.
Sureau.	Décoction, 30 gr. (usage externe).	Etats inflammatoires.
Tilleul.	Infusion, 15 gr.	Boisson antispasmodique.
Valériane.	Décoction, 20 gr.	Populaire comme antinerveux.
Violette.	Infusion, 15 gr.	Rhumes légers.

TABLE DES MATIÈRES

Paris. — Imp. Larousse, 17, rue Montparnasse.

www.ingramcontent.com/pod-product-compliance
Lightning Source LLC
LaVergne TN
LVHW020020170826
845678LV00001B/59

* 9 7 8 2 3 2 9 7 9 2 3 0 9 *